S. Huggett | H.-P. Hauber
I. Kreft | A. Stoehr | H. von Wulffen

Antibiotika-Fibel
2019/20
6. Auflage

Medizinisch Wissenschaftliche Verlagsgesellschaft

Die Asklepios Praxisbibliothek

Experten in den über 100 Einrichtungen der Asklepios Kliniken dokumentieren und vermitteln seit Jahren ihr klinisches Know-how zu verschiedensten Fachthemen. Die Schriftenreihe Asklepios Praxisbibliothek macht diese wertvolle, bisher nur lokal verfügbare Expertise nun schrittweise allen Kliniken und dem breiten Fachpublikum zugänglich. Asklepios setzt damit ein weiteres, klares strategisches Zeichen für mehr Innovation und Qualität in der Patientenbehandlung.

Die Antibiotika-Fibel erscheint seit der 2. Auflage bei der Medizinisch Wissenschaftlichen Verlagsgesellschaft.

- **Verfasser der 2. Auflage:** J. Braun, T. Garms, S. Huggett, I. Kreft, A. Stoehr, H. von Wulffen
- **Verfasser der 3. Auflage:** J. Braun, T. Garms, S. Huggett, I. Kreft, A. Stoehr, H. von Wulffen
- **Verfasser der 4. Auflage:** J. Braun, S. Huggett, I. Kreft, A. Stoehr, H. von Wulffen
- **Verfasser der 5. Auflage:** S. Huggett, H.-P. Hauber, J. Braun, I. Kreft, A. Stoehr, H. von Wulffen

Asklepios Praxisbibliothek

S. Huggett | H.-P. Hauber
I. Kreft | A. Stoehr | H. von Wulffen

Antibiotika-Fibel 2019/20

Rationale Antibiotikatherapie

6. Auflage

Medizinisch Wissenschaftliche Verlagsgesellschaft

Die Autorinnen und Autoren

Dr. med. Susanne Huggett
MEDILYS Laborgesellschaft mbH
Krankenhaushygiene
Asklepios Klinik Altona
Paul-Ehrlich-Straße 1
22763 Hamburg

PD Dr. med. Hans-Peter Hauber
Innere Medizin, Infektiologie
Asklepios Klinik Altona
Paul-Ehrlich-Straße 1
22763 Hamburg

Dr. rer. nat. Isabel Kreft
Krankenhausapotheke
der Asklepios Kliniken
Hamburg GmbH
Tangstedter Landstraße 400
22417 Hamburg

Dr. med. Albrecht Stoehr
ifi – Institut für Infektiologie
und Immunologie
Asklepios Klinik St. Georg
Lohmühlenstraße 5
20099 Hamburg

Prof. Dr. med. Hinrik von Wulffen
MEDILYS Laborgesellschaft mbH
Mikrobiologie
Asklepios Klinik Altona
Paul-Ehrlich-Straße 1
22763 Hamburg

Die Autoren danken Dr. Maike Collienne, Onkologie Asklepios Klinik Altona, für die Mitwirkung an der 6. Auflage.

MWV Medizinisch Wissenschaftliche Verlagsgesellschaft mbH & Co. KG
Unterbaumstraße 4
10117 Berlin
www.mwv-berlin.de

ISBN 978-3-95466-438-2

Bibliografische Information der Deutschen Nationalbibliothek
Die Deutsche Nationalbibliothek verzeichnet diese Publikation in der Deutschen Nationalbibliografie;
detaillierte bibliografische Informationen sind im Internet über http://dnb.d-nb.de abrufbar.

© 2019 Asklepios Kliniken Verwaltungsgesellschaft mbH und
MWV Medizinisch Wissenschaftliche Verlagsgesellschaft mbH & Co. KG

Die erste Auflage ist mit dem Titel „Rationale Antibiotikatherapie" im Selbstverlag der Asklepios Kliniken Verwaltungsgesellschaft mbH erschienen.

Dieses Werk ist einschließlich aller seiner Teile urheberrechtlich geschützt. Die dadurch begründeten Rechte, insbesondere die der Übersetzung, des Nachdrucks, des Vortrags, der Entnahme von Abbildungen und Tabellen, der Funksendung, der Mikroverfilmung oder der Vervielfältigung auf anderen Wegen und der Speicherung in Datenverarbeitungsanlagen, bleiben, auch bei nur auszugsweiser Verwertung, vorbehalten.

Die Wiedergabe von Gebrauchsnamen, Handelsnamen, Warenbezeichnungen usw. in diesem Werk berechtigt auch ohne besondere Kennzeichnung nicht zu der Annahme, dass solche Namen im Sinne der Warenzeichen- und Markenschutz-Gesetzgebung als frei zu betrachten wären und daher von jedermann benutzt werden dürften.

Die Verfasser haben große Mühe darauf verwandt, die fachlichen Inhalte auf den Stand der Wissenschaft bei Drucklegung zu bringen. Dennoch sind Irrtümer oder Druckfehler nie auszuschließen. Daher kann der Verlag für Angaben zum diagnostischen oder therapeutischen Vorgehen (zum Beispiel Dosierungsanweisungen oder Applikationsformen) keine Gewähr übernehmen. Derartige Angaben müssen vom Leser im Einzelfall anhand der Produktinformation der jeweiligen Hersteller und anderer Literaturstellen auf ihre Richtigkeit überprüft werden. Eventuelle Errata zum Download finden Sie jederzeit aktuell auf der Verlags-Website.

Produkt-/Projektmanagement: Anna-Lena Spies, Berlin
Lektorat: Monika Laut-Zimmermann, Berlin
Layout & Satz: zweiband.media, Agentur für Mediengestaltung und -produktion GmbH, Berlin
Druck: druckhaus köthen GmbH & Co. KG, Köthen

Zuschriften und Kritik an:
MWV Medizinisch Wissenschaftliche Verlagsgesellschaft mbH & Co. KG, Unterbaumstr. 4, 10117 Berlin,
lektorat@mwv-berlin.de

Liebe Leserinnen und Leser,

in Deutschland erkranken jedes Jahr mehr als 500.000 Patienten an Kranken-hausinfektionen. Die Zunahme antimikrobieller Resistenzen bei Bakterien stellt inzwischen eine globale gesamtgesellschaftliche Herausforderung dar. Zunehmend werden durch multiresistente Erreger verursachte Infektionen aber auch ambulant und somit außerhalb von Krankenhäusern erworben. Infektionen durch resistente Bakterien sind schwierig zu therapieren, ver-längern die Behandlungsdauer und haben erhöhte Mortalität und Behand-lungskosten zur Folge.

Die Hauptursachen für die Zunahme von Antibiotika-Resistenzen sind die unsachgemäße Verordnung und Anwendung von Antibiotika sowie Defizite in der Hygiene. Der sachgerechten Verordnung von Antibiotika durch Ärz-tinnen und Ärzte kommt somit eine entscheidende Rolle bei der Verminde-rung des Selektionsdrucks und der Sicherung von Therapieoptionen zu. An-tibiotic Stewardship-Maßnahmen haben deshalb ein großes Potenzial zur Eindämmung der Resistenzen und damit zur Verbesserung der Patienten-sicherheit. In der vorliegenden, mittlerweile 6. Auflage der Antibiotika-Fibel haben die Autoren den Rückmeldungen der Leserschaft erneut Rechnung getragen und darüber hinaus neueste Empfehlungen aus den Leitlinien ein-gearbeitet.

Prof. Dr. Christoph U. Herborn
Vorstand CMO
Asklepios Kliniken GmbH & Co. KGaA
Hamburg, April 2019

Vorwort

Wir freuen uns, Ihnen die Antibiotika-Fibel jetzt in der 6. Auflage zu präsentieren. Neue Empfehlungen und aktuelle Leitlinien von Fachgesellschaften wurden berücksichtigt.

Mit unserer Antibiotika-Fibel sollen Sie im klinischen Alltag darin unterstützt werden, die in unseren Kliniken eingeführten Präparate – übersichtlich für die wichtigsten Infektionen dargestellt – zielgerichtet in der richtigen Dosierung und notwendigen Therapiedauer einzusetzen. Wir möchten dem klinisch tätigen Arzt, aber auch den ABS-Teams in den Kliniken Entscheidungshilfe sein.

Es wird vor dem Hintergrund der Resistenzentwicklung weltweit immer wichtiger, Antibiotika nur dann einzusetzen, wenn eine behandlungsbedürftige Infektion vorliegt. Das Spektrum sollte so schmal wie möglich sein, damit uns die Breitbandantibiotika für die kalkulierte Therapie schwerer Infektionen ohne Erregernachweis weiter zur Verfügung stehen. Ein Antibiogramm ist keine Aufforderung zur Antibiotikatherapie.

Die WHO hat 2017 Antibiotika in drei Kategorien eingeteilt:

1. Zugang (Access)
2. Beobachtung (Watch)
3. Reserve (Reserve)

Antibiotika der 1. Kategorie wie z.B. Penicilline, Cefalosporine der 1. und 2. Generation, Doxycyclin und Clindamycin sollen jederzeit verfügbar sein. In die Kategorie „Beobachtung" fallen z.B. Chinolone, 3. Generationscephalosporine und Carbapeneme, deren Einsatz deutlich reduziert werden soll, um eine weitere Resistenzentwicklung zu vermeiden. Wirkstoffe der Reservegruppe wie Colistin und Cephalosporine der 4. Generation sollen nur eingesetzt werden, wenn Antibiotika der Kategorie 1 + 2 wirkungslos sind: http://www.who.int/medicines/publications/essentialmedicines/20th_EML2017.pdf?ua=1

Die vorliegenden Empfehlungen haben wir mit größter Sorgfalt erstellt. Dennoch bitten wir Sie darum, im Einzelfall bei der Therapie Ihres Patienten unsere Angaben auf Richtigkeit zu überprüfen und individuelle Aspekte des Patienten zu berücksichtigen.

Gern nehmen wir Ihre Hinweise und Anregungen auf und freuen uns über eine Rückmeldung.

Hamburg, April 2019

Dr. med. S. Huggett, PD Dr. med. H.-P. Hauber,
Dr. rer. nat. I. Kreft, Dr. med. A. Stoehr, Prof. Dr. med. H. von Wulffen

Hinweise zur Antibiotikatherapie

- Antibiotika sind keine Antipyretika! Nur bei infektiöser Ursache verordnen. Fieber ohne weitere Entzündungsparameter (Leukozytose oder -penie, Linksverschiebung, CRP-, PCT-Erhöhung etc.) ist keine Indikation zur Therapie!
- Gezielte Therapie anstreben, vor Beginn der antimikrobiellen Therapie Erregernachweis durchführen, z.B. Wundabstriche, Blutkulturen bei V.a. Endokarditis, Sepsis oder Pneumonie. Mikroskopie erlaubt oft schnellen Rückschluss auf Erreger.
- Vor Beginn der Antibiotikatherapie Allergien erfragen.
- Aktuelle Resistenzsituation in der Region bzw. Klinik bei der Therapieentscheidung berücksichtigen.
- Kalkulierte (initiale) Antibiotikatherapie bis zum Eintreffen des Ergebnisses des Erregernachweises und der Resistenzbestimmung.
- Welcher Erreger kommt infrage?
- Wurde der Erreger innerhalb oder außerhalb des Krankenhauses erworben?
- Anamnese: Auslandsaufenthalt, stationäre Behandlung, Dauer des Klinikaufenthalts, Verlegung aus einem Pflegeheim
- Nachweis von Wunden?
- Besonderheiten des Patienten: Nieren-, Leberfunktion, Schwangerschaft?
- Meist ist bei den heute verfügbaren Präparaten eine Antibiotika-Monotherapie ausreichend.
- Nach Erhalt der Resistenzbestimmung Umsetzen der Antibiotika auf wirksame Substanzen bzw. Präparate mit einem schmaleren Spektrum.
- Das Vorliegen eines Antibiogramms stellt keine Indikation zur Antibiotikatherapie dar.
- Gleichzeitige Anwendung mehrerer nephro- bzw. ototoxischer Substanzen vermeiden.
- Bei der Gabe von Aminoglykosiden und Glykopeptiden > 1 Wo. regelmäßige Serumspiegelkontrollen (Toxizität, ausreichende Wirkspiegel). In der Regel ist eine Aminoglykosidgabe über 3–5 Tage ausreichend (und dann auch sicher). Ausnahme: Endokarditis!
- Therapiedauer: Antibiotika so lange wie nötig und so kurz wie möglich! In der Regel können Antibiotika 3 Tage nach Entfieberung abgesetzt werden (Ausnahme z.B. Tonsillitis, Endokarditis).
- Frühzeitige Umstellung von i.v.- auf p.o.-Applikation (s. SEQ, Sequenztherapie).
- Falls der Patient 2–3 Tage nach Beginn der antibiotischen Therapie nicht entfiebert und ein Erregernachweis nicht gelingt: Alle Ursachen eines Therapieversagens (s.u.) erwägen. Gegebenenfalls wirkungs-

lose Antibiotikatherapie absetzen und, falls der Zustand des Patienten dies erlaubt, nach mehrtägiger Antibiotikapause erneute Diagnostik durchführen!

- Reserveantibiotika sind mit einem $ gekennzeichnet. Diese können nur als Sonderanforderung (Freigabe durch Chef- oder Oberarzt) bestellt werden.

Zu Beginn der Antibiotikatherapie Indikation und voraussichtliche Therapiedauer festlegen und dokumentieren.

Therapieversagen

Häufige Gründe für den Misserfolg einer Behandlung von Infektionskrankheiten:

- Falsches Antibiotikum (primäre oder erworbene Resistenz des Erregers).
- Falsche Dosierung mit unzureichender Konzentration am Ort der Infektion (Pharmakokinetik der eingesetzten Arzneimittel, abszedierende Infektionen, Fremdkörperinfektionen).
- Antibiotikum trotz nachgewiesener In-vitro-Empfindlichkeit in-vivo unwirksam.
- Resistenzentwicklung unter laufender Therapie (z.B. gegen 3. Generations-Cephalosporine bei *Enterobacter cloacae*).
- Schweres Immundefizit.
- Schwer oder nicht anzüchtbarer Erreger (z.B. *M. tuberculosis*, Chlamydien).
- Virus- oder Pilzinfektion.
- Keine mikrobiologische Ursache eines infektionsähnlichen Bildes (z.B. SIRS, drug-fever, sonstige Ursachen eines Fiebers).
- Unzureichende supportive oder organprotektive Therapie (Beatmung, Flüssigkeitssubstitution, Ausgleich von Elektrolytstörungen, Kreislaufstabilisierung).
- Bei fortbestehendem Fieber 2–3 Tage nach Therapiebeginn muss die eingeleitete Antibiotikatherapie überprüft werden. Ggf. sollte ein infektiologisches Konsil veranlasst werden bzw. das ABS-Team eingeschaltet werden.

Antibiotic Stewardship (ABS) – ein Instrument zur Reduktion der Resistenzentwicklung

Antibiotika sind für die Behandlung von Infektionskrankheiten (über-)lebenswichtig. Mit der Einführung von Antibiotika entwickelte sich weltweit die inzwischen bedrohlich zunehmende Resistenz von Bakterien gegenüber

Antibiotika. Neben dem Einsatz von Antibiotika in der Humanmedizin fördert die Antibiotikagabe in der Veterinärmedizin die Resistenzentwicklung. Auch in der Umwelt sind bereits relevante Mengen von Resistenzgenen festgestellt worden.

Die WHO sieht die Resistenzentwicklung als globale Bedrohung und hat insbesondere durch den Mangel an neuen wirksamen Antibiotika die **postantibiotische Ära** ausgerufen.

Alexander Fleming entdeckte 1928 das Penicillin, eine der bedeutendsten Entdeckungen des 20. Jahrhunderts. Bereits in seiner Nobelpreisrede machte er darauf aufmerksam, welche Gefahr im zu niedrigen Einsatz eines Antibiotikums liegt: Die Entstehung einer Resistenz und damit die Unwirksamkeit des Medikaments mit möglicher Todesfolge.

Nach Vorhersagen des englischen Ökonomen Jim O'Neil (2014 und 2016) müssen wir im Jahr 2050 weltweit mit 10 Millionen Todesfällen durch multiresistente Erreger rechnen, mehr als durch Krebserkrankungen (8,2 Millionen). Dabei sind die Risiken auf der Welt unterschiedlich verteilt. Besonders von der großen Zahl von Todesfällen betroffen werden Länder mit instabilen Gesundheitssystemen sein, vor allem in Asien mit ca. 4,7 Millionen Todesfällen und 4,1 Millionen in Afrika. Eine enorme ökonomische Auswirkung ist hierdurch zu erwarten.

Aktuell sterben weltweit ca. 700.000 Menschen an Infektionen, die durch resistente Bakterien ausgelöst werden, in Europa sind es schätzungsweise jährlich 25.000 Todesfälle.

Nationale Programme zur Eindämmung der Resistenz: DART

Die Bundesregierung hat das Problem der zunehmenden Resistenz bereits vor Jahren erkannt und mit der Deutschen Antibiotikaresistenzstrategie DART 2008 ein Konzept zur Eindämmung der weiteren Resistenzbildung entwickelt. 2015 wurde die aktualisierte Version „DART 2020" veröffentlicht.

In der Humanmedizin werden 85 % aller Antibiotika im ambulanten Bereich verordnet. Seit 2007 ist die Menge des Antibiotikaverbrauchs in Deutschland im ambulanten Bereich stabil, der Anteil an Breitspektrumantibiotika wie Cephalosporine und Fluorchinolone am Gesamtverbrauch steigt jedoch.

Mit verschiedenen Aktionsprogrammen machen die EU und die WHO seit fast 10 Jahren auf die Risiken des ungezielten Antibiotikagebrauchs aufmerksam. Das Konzept „Eine-Gesundheit" („One Health") soll die Gesundheit von Mensch und Tier als Einheit betrachten.

In der Mehrzahl der Verschreibungen von Antibiotika wird auf vorherige mikrobiologische Untersuchungen verzichtet, weil der Patient einen schnellen Beginn der Antibiotikatherapie wünscht und nicht warten will, bis das Laborergebnis nach ca. 48 Stunden vorliegt.

Eine Ursache der dramatisch steigenden Resistenzen und der dadurch schlechter beherrschbaren bakteriellen Infektionen ist unzweifelhaft der breite und z.T. ungezielte Einsatz von Antibiotika.

Die mikrobiologische Diagnostik ist der Standard für einen Erregernachweis. Bakterienkulturen und Resistenzbestimmungen benötigen allerdings Zeit – in der Regel 48 Stunden. Schnellere, molekulare Bestimmungsmethoden gibt es seit einigen Jahren für den Nachweis von MRSA. Für die Diagnostik (multiresistenter) gramnegativer Erreger stehen „Schnelltests" zur Screeninguntersuchung bisher noch nicht für die Routine zur Verfügung!! Die rechtzeitige Erkennung auch dieser resistenten Erreger ist wichtig, damit bakterielle Infektionen gezielt behandelt werden können. Deshalb ist die Weiterentwicklung praxistauglicher molekularer Testverfahren notwendig.

Die Verbreitung von (resistenten) Erregern kann durch entsprechende Hygienemaßnahmen reduziert werden.

MEDILYS hat einen **Antibiotikaausweis** entwickelt, der dem Arzt und dem Patienten einen guten Überblick über bisherige Antibiotikabehandlungen, Infektionen, Erreger und Resistenzen gibt. Den Antibiotkaausweis können Sie unter www.medilys.com herunterladen.

ABS – Maßnahmen zur Eindämmung der Resistenzentwicklung

„Antibiotic Stewardship" (ABS) steht für ein Bündel von Maßnahmen zur Verbesserung der Qualität der Antibiotikaverordnungen. Strukturierte ABS-Aktivitäten sind sowohl im stationären Bereich als auch im ambulanten Bereich notwendig, um die Resistenzentwicklung als globale Herausforderung bewältigen zu können.

Dazu gehören z.B.

- die strenge Indikationsstellung für eine Antibiotikatherapie auf der Basis von Leitlinien
- die gezielte Auswahl des Präparats

- die korrekte Dosierung und die Anwendungsdauer des Antibiotikums
- die Festlegung der Indikation zu einer Antibiotikaprophylaxe

Mit strukturierten Therapiekonzepten auf der Basis von Leitlinien der Fachgesellschaften kann die Resistenzentwicklung im Zusammenhang mit dem reduzierten Verbrauch und damit auch verminderten Kosten günstig beeinflusst werden.

Die Deutsche Gesellschaft für Infektiologie hat in Zusammenarbeit mit anderen Fachgesellschaften die S3-Leitlinie „Strategien zur Sicherung rationaler Antibiotika-Anwendung im Krankenhaus" erarbeitet. Sie beschreibt die Koordinierung diverser Maßnahmen mit dem Ziel der Optimierung der Antibiotikaverordnungen.

In Krankenhäusern sind interdisziplinäre infektiologische Visiten, insbesondere auf Intensivstationen wichtig. Es gibt in den Asklepios Kliniken gute Erfahrungen mit gemeinsamen Visiten an denen Mikrobiologen, Infektiologen, Hygieniker und Apotheker teilnehmen, die Kliniker auf den Stationen auf der Basis der eigenen, lokalen Antibiotikaleitlinien beraten. In sog. ABS-Teams können die Strategien für die Therapie im Haus festgelegt werden. Eine wichtige Entscheidung ist, Antibiotika *nicht* zu verordnen.

In der ambulanten Patientenversorgung sind Antibiotika-Therapieempfehlungen für den niedergelassenen Arzt, infektiologische Fortbildungsveranstaltungen und (lokale) Netzwerke eine gute Informationsquelle. Die Kassenärztliche Bundesvereinigung gibt Informationsmaterial für Niedergelassene und Patienten – auch in Fremdsprachen heraus.

Denn neben einem infektiologisch qualifizierten behandelnden Arzt ist auch die Compliance des Patienten ein wichtiger Faktor in der qualitätsgesicherten Antibiotikatherapie. Wir müssen den Patienten deshalb durch Aufklärung und Information ebenfalls einbinden.

Antibiotika-Führerschein

Zur Unterstützung der behandelnden Ärzte für die rationale Antibiotikatherapie, die Detailkenntnisse auf dem aktuellen Stand der Wissenschaft über Erreger, ihre Resistenzentwicklung und antiinfektive Wirkstoffe voraussetzt, hat MEDILYS in Kooperation mit der Asklepios Ärzteakademie einen Antibiotika-Führerschein entwickelt, der aus E-Learning-Modulen besteht. Er bietet allen Ärzten, Apothekern und Assistenzpersonal in kurzen übersichtlichen Kapiteln aktuelle Informationen zu infektiologisch wichtigen Themen und trägt somit zur verantwortlichen Verordnung von Antibiotika bei.

Mit der Beantwortung von Fragen kann ein Modul erfolgreich abgeschlossen werden, und der Teilnehmer kann sich eine entsprechende Bescheinigung ausdrucken.

Nach der Absolvierung von 10 Fortbildungen wird der Asklepios Antibiotika-Führerschein ausgestellt. Unter diesem Link können Sie sich anmelden: https://asklepios.academymaker.de/academies/enterActionCodeStep1.do?kundennummer=asklepios&actionCode=medilys&browserLanguage=de

Inhalt

1 Infektion der Atemwege

1.1 Infektexazerbation bei COPD

Ca. 50% der Exazerbationen einer COPD werden durch Infektionserreger ausgelöst, überwiegend durch respiratorische Viren. Die häufigsten bakteriellen Erreger sind *H. influenzae*, *S. pneumoniae* und *M. catarrhalis*. Seltener sind Enterobacteriacaeae und *P. aeruginosa*.

Sichere Indikationen für eine Antibiotikatherapie bei Infektexazerbation

- Patienten mit Typ I Exazerbation nach Anthonisen (vermehrte Dyspnoe, erhöhte Sputummenge, Sputumverfärbung) und mittelschwerer und schwerer COPD
- Schwere Exazerbation mit Notwendigkeit der respiratorischen Unterstützung

Mögliche Indikationen

- Häufig-Exazerbierer (> 4 Exazerbationen pro Jahr), hier ggf. auch mikrobiologische Sputumuntersuchung. Voraussetzung: Transport und Verarbeitung innerhalb von 2–4 h
- Infektexazerbation bei schwerer kardialer Komorbidität
- Exazerbation bei schwerer COPD

Infektexazerbation bei COPD		
Diagnose	**Häufige Erreger**	**Kalkulierte Therapie**
akute Exazerbation einer chron. Bronchitis (ohne Risikofaktoren für Pseudomonas-Infektion)	H. influenzae S. pneumoniae M. catarrhalis Viren	Amoxicillin/Clavulansäure generell 3 x 875/125 unabhängig vom KG über 7 Tage
		oder Ampicillin/Sulbactam 3 x 3 g i.v. über 7 Tage
		bei Penicillinallergie: Moxifloxacin (nur wenn keine gleich gute Alternative vorliegt [Rote Hand Brief]) 1 x 400 mg p.o. über 5 Tage *oder* Clarithromycin 2 x 500 mg p.o. über 7 Tage
		bei schwerer Erkrankung: Ceftriaxon 1 x 2 g i.v.
akute Exazerbation mit Risikofaktoren für Pseudomonas-Infektion (COPD GOLD IV, Bronchiektasen, Mukoviszidose, Malnutrition, Breitband-antibiotikatherapie im vorangegangenen Monat, Glukokortikoidtherapie > 10 mg Prednisolon tägl., stationäre Behandlung im vorangegangenen Monat)	wie oben, zusätzlich: gramnegative Stäbchen einschließlich Pseudomonas	Piperacillin/Tazobactam 4 x 4,5 g i.v. über 8 Tage *oder* Ceftazidim 3 x 2 g i.v. (+ pneumokokkenwirksames Antibiotikum, z.B. Amoxicillin 3 x 1 g p.o.) *oder* Meropenem 3 x 1 g i.v. *oder* Ciprofloxacin 2 x 750 mg p.o. *oder* 3 x 400 mg i.v. (+ pneumokokkenwirksames Antibiotikum, z.B. Amoxicillin 3 x 1 g p.o.) über 7–10 Tage

1.2 Ambulant erworbene Pneumonie

Die initiale kalkulierte Therapie der CAP erfolgt nach einer dreiklassigen Risikostratifikation:

- leichte Pneumonie (CRB-65 von 0, Sauerstoffsättigung > 90%, keine dekompensierte Komorbidität)
- mittelschwere Pneumonie: weder leicht noch schwer
- schwere Pneumonie: akute respiratorische Insuffizienz und/oder Schock und/oder dekompensierte Komorbidität

Risikostratifizierung bei Pneumonie: CRB-65-Score

Parameter (bei Nachweis je 1 Punkt)
Alter > 65 J.
Verwirrung (confusion)
Atemfrequenz > 30/Min.
RR < 90/60
1 Punkt: Letalität ca. 1,5%, sofern keine relevanten Komorbiditäten bestehen und die Sauerstoffsättigung über 90% beträgt, 2 Punkte: Letalität 9,2%, 3–4 Punkte: Letalität 22%

Ambulant erworbene Pneumonie [CAP]

Diagnose	Häufige Erreger	Kalkulierte Therapie
leichte CAP ohne Komorbiditäten, Letalität ca. 1% (orale Therapie)	S. pneumoniae, H. influenzae, Viren *Bei Alter < 60 Jahren:* M. pneumoniae *Selten (< 5%):* Legionella spp., Chlamydophila spp. und im Sommer Coxiella burnetii	Amoxicillin 3 x 1 g p.o. *oder* Clarithromycin 2 x 500 mg p.o. über 5–7 Tage *oder* Doxycyclin 1 x 200 mg p.o. (< 70 kg 1 x 100 mg: Initialdosis 200 mg)
leichtgradige CAP mit Komorbidität (orale Therapie)	s.o., *zusätzlich bei chron. Herzinsuff.* z.B. Enterobakterien, *bei ZNS Erkrankungen z.B.* S. aureus, Enterobakterien, Anaerobier, *bei schwerer COPD* P. aeruginosa, *bei Bettlägerigkeit bzw. PEG-Sonde* z.B. S. aureus, Enterobakterien, P. aeruginosa	Amoxicillin/Clavulansäure 3 x 875/125 mg p.o. über 5–7 Tage
mittelschwere Pneumonie (Sequenztherapie)*	s.o. *zusätzlich* S. aureus, Enterobakterien, P. aeruginosa, Legionellen	Ampicillin/Sulbactam 3 x 3–(4) g i.v. *ggf.* + Clarithromycin 2 x 500 mg p.o. über 3 Tage *alternativ:* Moxifloxacin 1 x 400 mg p.o. jeweils über 5–7 Tage

Ambulant erworbene Pneumonie [CAP]

Diagnose	Häufige Erreger	Kalkulierte Therapie
schwere Pneumonie, Letalität ca. 30% (Beginn immer i.v.)	keine Daten in Deutschland, breiteres Erregerspektrum als bei leichter Pneumonie, nur sehr selten Mykoplasmen und Chlamydien	Piperacillin/Tazobactam 3–4 x 4,5 g i.v. *oder* Ceftriaxon, initial 4 g i.v., danach 1 x 2 g i.v. *jeweils ggf.* + Clarithromycin 2 x 500 mg p.o. über 3 Tage *oder* Moxifloxacin 1 x 400 mg jeweils über 5–7 Tage

* nach S3-Leitlinie CAP 2016

1.3 Nosokomiale Pneumonie

Nosokomiale Pneumonie

Diagnose	Häufige Erreger	Kalkulierte Therapie
nosokomiale Pneumonie ohne erhöhtes Risiko für multiresistente Erreger	Enterobakterien P. aeruginosa S. aureus selten Legionellen	Ampicillin/Sulbactam 3 x 3 g i.v. oder Ceftriaxon initial 4 g i.v., danach 1 x 2 g i.v. (nicht bei Pseudomonas-Verdacht) oder Moxifloxacin 1 x 400 mg p.o. oder i.v. über 7–10 Tage
nosokomiale Pneumonie mit erhöhtem Risiko für multiresistente Erreger	zusätzliche MRSA, ESBL-bildende Enterobacteriaceae, P. aeruginosa, Acinetobacter baumannii, Stenotrophomonas maltophilia	z.B. Piperacillin/Tazobactam 3–4 x 4,5 g *oder* Ceftriaxon initial 4 g, danach 1 x 2 g i.v. *oder* Meropenem 3 x 1 g i.v. *oder* Ceftazidim 3 x 2 g i.v. (bei hochgradiger V.a. P. aeruginosa-Infektion) *jeweils ggf.* + Clarithromycin p.o. mit initialer i.v. Applikation 2 x 500 mg /Tag über 7–10 Tage

Nosokomiale Pneumonie		
Diagnose	Häufige Erreger	Kalkulierte Therapie
Aspirationspneumonie	Anaerobier Enterobakterien Streptokokken	Ampicillin/Sulbactam 3 x 3 g i.v. *oder* Clindamycin 3 x 450 (< 70 kg KG) bzw. 3 x 600 (> 70 kg KG) mg p.o. oder i.v. + Ceftriaxon 1 x 2 g i.v. *oder* Moxifloxacin 1 x 400 mg p.o. oder i.v. über 10–14 Tage
Lungenabszess	S. aureus Enterobakterien β-hämolysierende Streptokokken der Gruppe A P. aeruginosa Anaerobier *Cave:* Tuberkulose!	s.a. Aspirationspneumonie
Pleuraempyem Indikation für Drainage/OP prüfen	S. aureus Enterobakterien Anaerobier S. pneumoniae Streptokokken *Seltener:* Legionellen *Cave:* Tuberkulose!	Ampicillin/Sulbactam 3 x 3 g i.v. *oder* Clindamycin 3 x 450 (< 70 kg) *bzw.* 3 x 600 (> 70 kg) mg p.o. oder i.v. + Ceftriaxon 1 x 2 g i.v. *oder* Moxifloxacin 1 x 400 mg p.o. über 10–14 Tage

modifiziert nach S3 Leitlinie Nosokomiale Pneumonie 2016

2 Harnwegsinfekte

Die Therapie der HWI ist durch zunehmende Resistenzen schwieriger geworden. Daher sollte heute grundsätzlich vor Einleitung einer AB-Therapie eine Urinkultur veranlasst werden. Bei Rezidiven ist eine längere Therapie erforderlich.

2.1 Unkomplizierte Harnwegsinfekte

Infektionen in einem anatomisch und neurologisch unauffälligen Harntrakt.

Unkomplizierte Harnwegsinfekte (der Frau)		
Diagnose	Häufige Erreger	Kalkulierte Therapie
Akute untere Harnwegsinfektion/akute unkomplizierte Zystitis Chronisch rezidivierende (Neu)Infektion der Harnwege	E. coli Klebsiella Proteus spp. Enterokokken S. saprophyticus	Fosfomycin-Trometamol 8 g Granulat p.o. als Einmalgabe (entspricht 3 g Fosfomycin) Nitrofurantoin 2 x 100 mg p.o. über 5 Tage (kontraindiziert bei GFR < 50 ml/min)

Entsprechend der aktualisierten S3 Leitlinie (2017) kommt als weitere First-Line-Substanz Pivmecillinam infrage.

2.2 Komplizierte Harnwegsinfekte

Kompliziert ist ein Harnwegsinfekt bei gleichzeitig bestehender metabolischer Erkrankung, funktioneller/anatomischer Anomalie des Harntraktes oder ein Harnwegsinfekt mit resistenten Erregern.

Eine asymptomatische Bakteriurie sollte i.d.R. nicht antibiotisch behandelt werden.

Ausnahme: Schwangerschaft, urologische Eingriffe. Wegen fehlender Symptomatik ist hier eine Kontrolle 2–3 Tage nach Therapieende erforderlich.

Bei symptomatischen katheterassoziierten HWI ist die Entfernung bzw. der Wechsel des Katheters indiziert.

Bei komplizierten Harnwegsinfekten stets Erregernachweis anstreben und Kontrollen 2–3 Tage nach Therapiebeginn durchführen, um persistierende Bakteriurien unter laufender Therapie zu erfassen. Bei Rezidiven ist eine längere Therapie erforderlich.

Komplizierte Harnwegsinfekte		
Diagnose	**Häufige Erreger**	**Kalkulierte Therapie (Cave: Resistenzen!)**
unterer Harnwegsinfekt des Mannes	E. coli, Klebsiella spp., Proteus spp. Enterobacter spp.	Cotrimoxazol 2 x 960 mg p.o. 5–7 Tage *oder* Ciprofloxacin 2 x 500 mg p.o. über 5 (–7) Tage
akute Pyelonephritis	andere Enterobakterien P. aeruginosa, Enterokokken, Staphylokokken, Candida spp.	Ciprofloxacin 2 x 500 mg p.o. über 5–7 Tage *oder* Ceftriaxon 1 x 2 g i.v. 3–5 Tage (initial 4 g) *ggf.* + Gentamicin* 1 x 5–7 mg/kg KG i.v.
chronische Pyelonephritis		gezielte antibiotische Therapie bis 3–5 Tage nach Entfieberung
nosokomialer Harnwegsinfekt incl. katheterassoziiert (symptomatisch)		je nach Schweregrad Ciprofloxacin 2 x 500 mg p.o. *oder* Cotrimoxazol 2 x 960 mg p.o. über 5–7 Tage
Urosepsis *Diagnostik:* unverzüglicher Ausschluss einer obstruktiven Uropathie!	E. coli, u.a. Enterobakterien (Enterokokken)	Ceftriaxon 1 x 2 g (initial 4 g) i.v. + Gentamicin 1 x 5–7 mg/kg KG i.v. über 3 Tage nach Entfieberung *oder* Piperacillin/Tazobactam 3–4 x 4,5 g i.v. + Gentamicin 1 x 5–7 mg/kg KG i.v. 3–5 Tage nach Entfieberung *oder* Meropenem 3 x 1–2 g i.v. + Gentamicin 5–7 mg/kg KG i.v.

Komplizierte Harnwegsinfekte		
Diagnose	**Häufige Erreger**	**Kalkulierte Therapie (Cave: Resistenzen!)**
akute Prostatitis	E. coli andere Enterobakterien Pseudomonaden Enterokokken Gonokokken, C. trachomatis, (Staphylokokken)	Ciprofloxacin 2 x 500 mg p.o. über 2–4 Wochen + Gentamicin 1 x 5–7 mg/kg KG i.v. über 3–5 Tage *oder* Cotrimoxazol 2 x 960 mg p.o. Therapiedauer 2–4 Wochen
Epididymitis je nach vermutetem Erreger	Chlamydien (junge Patienten)	Doxycyclin 2 x 100 mg p.o. über 3 Wochen
	Gonokokken	Ceftriaxon 1 x 2 g i.v. *einmalig,* + Azithromycin 1 x 1.500 mg p.o. einmalig
	Enterobakterien (besonders E. coli)	Ciprofloxacin 2 x 500 mg p.o. über 4 Wochen
Urethritis	s.a. Zystitis zusätzlich C. trachomatis Gonokokken Ureaplasmen Erregernachweis!	je nach vermutetem Erreger, z.B. Makrolid/Doxycyclin/Ciprofloxacin (2 Wochen) Bei Gonorrhoe Einmalgabe (s. Epididymitis)

* Die Indikation zur Gentamicintherapie sollte streng gestellt werden. Das individuelle Risikoprofil des Pat. sollte dabei berücksichtigt werden. Die Resistenzsituation für Aminoglykoside ist derzeit günstig.

2.3 Infektionen in Schwangerschaft und Stillzeit[1]

Diagnose	Häufige Erreger	Kalkulierte Therapie
asymptomatische Bakteriurie	E. coli Enterokokken	möglichst erst nach dem Vorliegen des Antibiogramms resistenzgerecht einleiten
Harnwegsinfekt	E. coli Enterokokken	Fosfomycin-Trometamol einmalig 3 g p.o. *oder* Cefuroxim 2 x 500 mg p.o. über 7 Tage
Pyelonephritis/ obstruktive Uropathie	E. coli (Enterokokken)	Ceftriaxon 1 x 2 g i.v., *initial* 1 x 4 g i.v. *SEQ:* Cefpodoxim 2x 200 mg p.o. über 14 Tage *bei obstr. Uropathie* Harnableitung

[1] bei ansonsten gesunden Frauen (ohne Risikofaktoren)

3   Abdominelle Infektionen

Peritonitis

Klinik	Häufige Erreger	Kalkulierte Therapie
primäre Peritonitis bei Leberzirrhose[1]	Streptokokken E. coli Enterokokken Klebsiellen	Ceftriaxon 1 x 2 g, initial 1 x 4 g i.v. über 10–14 Tage *Cave:* Enterokokkenlücke bei Cephalosporinen, daher bei Nachweis z.B. Ampicillin
sekundäre Peritonitis	Enterobakterien* Enterokokken Anaerobier (meist Mischinfektionen)	Meropenem 3 x 1–2 g i.v. *oder* Piperacillin/Tazobactam 3–4 x 4,5 g i.v.
Peritonitis bei CAPD (Kontinuierliche ambulante Peritonealdialyse)	Staphylokokken E. coli Enterokokken P. aeruginosa	Vancomycin > 40 kg 2 g i.p. mittels Beutelwechsels < 40 kg 1 g i.p. mittels Beutelwechsels 10–14 Tage *Mindestverweildauer des Vancomycin-haltigen Beutels:* 4 h keine weitere Gabe bis Tag 5, am Tag 5 Vancomycin-Spiegel, weitere Gabe nach Spiegel + Ceftazidim *initial* 500 mg/l i.p., Erhaltungsdosis 125 mg/l i.p. *Bei E. coli:* systemische Ther., z.B. Cefuroxim 3 x 1,5 g i.v. *oder* Ciprofloxacin 2 x 750 mg p.o. *oder* Ciprofloxacin 3 x 400 mg i.v.

* Enterobakterien: E. coli, K. pneumoniae, Enterobacter spp., Serratia spp., Proteus spp.
[1] Prophylaxe z.B. bei GI-Blutung bei dekompensierter Leberzirrhose mit Ceftriaxon 1 x 2 g i.v.

Abdominelle Infektionen		
Klinik	**Häufige Erreger**	**Kalkulierte Therapie**
Cholangitis, Cholecystitis	Enterokokken E. coli andere Enterobakterien Streptokokken Anaerobier	Piperacillin/Tazobactam 3–4 x 4,5 g i.v. (SEQ: Moxifloxacin 1 x 400 mg p.o.), 3–5 Tage nach Entfieberung.
Akute Pankreatitis	i.d.R. abakteriell	keine Antibiotika bei leichtem Verlauf
schwere/ sekundäre/ nekrotisierende Pankreatitis	Enterobakterien Enterokokken Anaerobier (meist Mischinfektionen)	Meropenem 3 x 1–2 g i.v. *oder* Piperacillin/Tazobactam 3–4 x 4,5 g i.v. *bei Enterokokkennachweis:* z.B. Ampicillin *Dauer der AB-Therapie entsprechend der Klinik, z.B.* 7–10 Tage
Helicobacter-Infektionen	Helicobacter pylori	**Eradikationstherapie** *Französisch:* Clarithromycin 2 x 500 mg p.o. + Amoxicillin 2 x 1.000 mg p.o. je über 7 Tage + PPI 2 x tgl., p.o. *oder* *Italienisch:* Clarithromycin 2 x 250–500 mg p.o. + Metronidazol 2 x 400 mg p.o. je über 7 Tage + PPI 2 x tgl., p.o.
Pseudo-membranöse Enterokolitis	C. difficile (ggf. melde-pflichtig!)	Vancomycin 4 x 125 mg p.o. über 10 Tage *Bei Rezidiven* Fidaxomicin 2 x 200 mg p.o. (sehr teuer) Alternativ: Rifaximin 2 x 400 mg p.o. (in Deutschland für CDI keine Zulassung) *oder* über 4 Wochen ausschleichende Vancomycingabe: 1. Woche 4 x 125 mg/die 2. Woche 3 x 125 mg/die 3. Woche 2 x 125 mg/die 4. Woche 1 x 125 mg/die
Divertikulitis	Enterobakterien	Ceftriaxon 1 x 2 g i.v., initial 1 x 4 g i.v. + Metronidazol 3 x 500 mg i.v. 7–10 Tage

4 Chirurgische Infektionen

4.1 Postoperative Wundinfektion

Klinik	Häufige Erreger	Kalkulierte Therapie
tiefe postoperative Wundinfektion	S. aureus	Amoxicillin/Clavulansäure 3 x 875/125 mg p.o. *oder* Cefazolin 3 x 2 g i.v. (*SEQ:* Amoxicillin/Clavulansäure 3 x 875/125 mg p.o.) über 5–7 Tage

4.2 Weichgewebeinfektionen

Klinik	Häufige Erreger	Kalkulierte Therapie
Erysipel	β-hämolysierende Streptokokken der Gruppe A	*bei schwerer Form:* Penicillin G 3 x 10 Mega i.v. Therapiedauer bis zu 10 Tage *Bei leichterer Form und als SEQ (24 h nach Entfieberung):* Penicillin V 4 x 1,5 Mega p.o. *Alternativ:* Clindamycin 3 x 600 mg i.v. + SEQ p.o.

Klinik	Häufige Erreger	Kalkulierte Therapie
Phlegmone, Abszess, Panaritium	S. aureus Streptokokken Erregernachweis!	Amoxicillin/Clavulansäure 3 x 875/125 mg p.o. *oder* Cefazolin 3 x 2 g i.v. (*SEQ:* Amoxicillin/Clavulansäure 3 x 875/125 mg p.o.) chirurgische Intervention!
Tierbisse	Pasteurellen, Capnocytophaga, Streptokokken, Staphylokokken, Anaerobier	Amoxicillin/Clavulansäure 3 x 875/125 mg p.o. *oder* Moxifloxacin 1 x 400 mg p.o. Therapiedauer 7–10 Tage
infizierte Gangrän (Decubitus, diabetischer Fuß)	*Mischinfektion:* S. aureus Streptokokken Anaerobier Enterobakterien Pseudomonas Erregernachweis!	Ampicillin/Sulbactam 3 x 3 g i.v. *oder* Moxifloxacin 1 x 400 mg p.o. *oder* Meropenem 3 x 1 g i.v. (bei MRSA: Vancomycin) Therapiedauer 2–3 Wochen, bei Knochenbeteiligung ggf. länger
nekrotisierende Fasziitis und andere schwere Weichgewebe-infektionen	Streptokokken S. aureus Clostridien	großzügig chirurgische Intervention + Ampicillin/Sulbactam 3 x 3 g i.v. *oder* Meropenem 3 x 1–2 g i.v. *jeweils* + Clindamycin 3 x 600 mg i.v.

4.3 Knocheninfektionen

Vor empirischer Antibiotikagabe nach Möglichkeit Kulturmaterial gewinnen (Blutkulturen, Punktate und Biopsien sind dabei aussagekräftiger als Abstriche!) und nachfolgend die kalkulierte Therapie an den Erregernachweis anpassen.

Klinik	Häufige Erreger	Kalkulierte Therapie
hämatogene Osteomyelitis/ Spondylodiszitis	meist Monoinfektionen: S. aureus, Streptokokken, seltener Enterobakterien	Ampicillin/Sulbactam 3 x 3 g i.v. (+/– Vancomycin nach KG (Spiegelbestimmung!) bei septischen Pat., MRSA/MRSE in der Vorgeschichte)[1] (SEQ: Moxifloxacin 1 x 400 mg p.o. oder Cotrimoxazol 3 x 960 mg) Therapiedauer mindestens 6 Wochen, davon 2 Wochen parenteral (bei einliegendem Fremd-material bis zu 12 Wochen)

4

Klinik	Häufige Erreger	Kalkulierte Therapie
posttraumatische/ postoperative Osteomyelitis	Staphylokokken, Streptokokken, Enterokokken, Enterobakterien, P. aeruginosa, Anaerobier, häufig Mischinfektionen	Ampicillin/Sulbactam 3 x 3 g i.v. (+/– Vancomycin nach KG (Spiegelbestimmung!) bei septischen Pat., MRSA/MRSE in der Vorgeschichte)[1] bei III° offener Fraktur in der Vorgeschichte Piperacillin/Tazobactam 3 x 4,5 g i.v. (SEQ: Moxifloxacin 1 x 400 mg p.o. oder Cotrimoxazol 3 x 960 mg) Therapiedauer mindestens 6 Wochen, davon 2 Wochen parenteral (bei einliegendem Fremdmaterial bis zu 12 Wochen)
infektiöse Arthritis	S. aureus Streptokokken	Ampicillin/Sulbactam 3 x 3 g i.v. (+/– Vancomycin nach KG (Spiegelbestimmung!) bei septischen Pat., MRSA/MRSE in der Vorgeschichte)[1] (SEQ: Moxifloxacin 1 x 400 mg p.o. oder Cotrimoxazol 3 x 960 mg) Therapiedauer mindestens 4 Wochen, davon 1–2 Wochen parenteral (bei einliegendem Fremdmaterial bis zu 6 Wochen)
fremdkörperassoziierte Infektionen	Staphylokokken (häufig koagulasenegative), Streptokokken, Propionibakterien (unbedingt Erregernachweis anstreben!)	Ampicillin/Sulbactam 3 x 3 g i.v. (+/– Vancomycin nach KG (Spiegelbestimmung!) bei septischen Pat., MRSA/MRSE in der Vorgeschichte)[1] (SEQ: Moxifloxacin 1 x 400 mg p.o. oder Cotrimoxazol 3 x 960 mg; jeweils in Kombination mit Rifampicin 2 x 450 mg mg p.o.[2]) Therapiedauer bei Prothesen 12 Wochen, davon 2 Wochen parenteral; bei Osteosynthesen 6–12 Wochen, davon 2 Wochen parenteral

[1] bei Penicillin-Allergie (Anaphylaxie) Vancomycin nach KG (+/– Fosfomycin 3 x 5 g i.v.)

[2] Dosisreduktion auf 2 x 300 mg p.o. bei Alter > 75 Jahre; bei Wechsel des Fremdmaterials erst nach Einsetzen des neuen Materials; Einsatz sobald Wunden trocken sind und nach Drainagenzug

5 Gynäkologische Infektionen

Diagnose	Häufige Erreger	Kalkulierte Therapie
Endometritis, Salpingitis, Adnexitis	Neisseria gonorrhoeae Chlamydia trachomatis Anaerobier Enterobakterien Streptokokken < 35 Lj. meist C. trachomatis oder N. gonorrhoeae	Doxycyclin initial 200 mg p.o. 2 x 100 mg p.o. + Metronidazol 2 x 400 mg p.o. (5–7 Tage) *oder* Ciprofloxacin 2 x 500 mg p.o. + Metronidazol 2 x 400 mg p.o. bis zu 14 Tage
schwere Adnexitis, Tuboovarial-Abszess	Neisseria gonorrhoeae Chlamydia trachomatis Anaerobier Enterobakterien Streptokokken < 35 Lj. meist C. trachomatis oder N. gonorrhoeae	Ceftriaxon 1 x 2 g i.v., initial 1 x 4 g i.v. + Doxycyclin 2 x 100 mg i.v. oder p.o. + Metronidazol 3 (–4) x 500 mg i.v. bis 48 h nach Entfieberung, *dann* Doxycyclin 2 x 100 mg p.o. über 10–14 Tage + Metronidazol 3 (–4) x 400 mg p.o.
Pelveoperitonitis	Gonokokken Chlamydien Enterobacteriaceae Anaerobier	Ceftriaxon 1 x 2 g i.v., *ggf.* initial 1 x 4 g i.v. + Metronidazol 2–3 x 500 mg i.v. *ggf.* + Gentamicin 1 x 5–7 mg/kg KG i.v. bis 48 h nach Entfieberung *SEQ:* Doxycyclin 1 x 200 mg p.o. über 10–14 Tage *bei Abszess:* operative Sanierung/Drainage (auch schwere Adnexitis etc.)

Diagnose	Häufige Erreger	Kalkulierte Therapie
Mastitis	S. aureus	Cefaclor 3 x 0,5–1,0 g p.o. *ggf.* initial Cefazolin 3 x 2 g i.v. *bei Allergie alternativ:* Clindamycin 3–4 x 300 mg oral, *ggf.* initial 3–4 x 300–600 mg i.v. über 10–14 Tage

6 Bakterielle Meningitis

6.1 Initialtherapie

Diagnose	Häufige Erreger	Kalkulierte Therapie [1]
bisher gesund, ambulant erworben	S. pneumoniae Neisseria meningitidis Listeria monocytogenes Haemophilus influenzae	Ceftriaxon 2 x 2 g + Ampicillin 4 x 5 g i.v. ggf. + Aciclovir 3 x 10 mg/kg KG i.v. Die Therapiedauer ist erregerabhängig.
sekundär z.B. HNO Fokus, nosokomial nach Neurochirurgie *oder* SHT	plus S. aureus Enterobakterien Pseudomonas aeruginosa	Meropenem 3 x 2 g i.v. + Vancomycin 2 x 15 mg/kg KG *oder* Ceftazidim 3 x 2 g i.v. + Vancomycin 2 x 15 mg/kg KG

[1] zusätzliche Glukokortikoidtherapie erwägen, z.B. Dexamethason 10 mg i.v. **vor** Antibiotikagabe, danach 10 mg alle 6 h für 4 Tage; die Indikation wird überprüft, sobald der Erreger nachgewiesen ist. Positive Beeinflussung des Verlaufs bei S. pneumoniae nachgewiesen, bei übrigen Erregern absetzen.

6.2   Umgebungsprophylaxe bei Meningitis

Situation	Therapie/Maßnahme
enge Kontaktpersonen zu Patienten mit Meningitis durch N. meningitidis oder Haemophilus influenzae bis 10 Tage nach dem letzten Kontakt mit dem Erkrankten	Ciprofloxacin 1 x 500 mg einmalig p.o. *oder bei Schwangerschaft:* Ceftriaxon 1 x 2 g einmalig i.v.

7 Endokarditis

7.1 Aktuelle ESC Guideline 2015

Risikopatienten: Z.n. Klappenersatz (auch Rekonstruktion in den ersten 6 Monaten post-op.), Z.n. Endokarditis, angeborener Herzfehler, Z.n. Herztransplantation.

Die Diagnosestellung erfolgt anhand der modifizierten Kriterien der ESC (2015) auf Basis der modifizierten Duke-Kriterien. Gesicherte Endokarditis nach klinischen Kriterien: Erfüllung von 2 Hauptkriterien, 1 Haupt- und 3 Nebenkriterien oder 5 Nebenkriterien.

Modifizierte Duke Kriterien

Hauptkriterien

- Endokarditis-typische Mikroorganismen in 2 unabhängigen Blutkulturen: z.b. Viridans-Streptokokken, *S. gallolyticus (S. bovis)*, HACEK-Gruppe, *S. aureus* oder ambulant erworbene Enterokokken ohne Nachweis eines primären Fokus (z.b. in den Harnwegen) oder einen Nachweis von *Coxiella burnetii* IgG AK > 1:800 oder der wiederholte Nachweis eines möglichen Endokarditis-Erregers
- Echo: oszillierende Strukturen, Abszess, neu aufgetretene oder verschlechterte Klappeninsuff.
- Weitere Bildgebungskriterien können sein: Herz-CT, zerebrales MRT, PET-CT oder ein Leukozyten-SPECT **oder** der wiederholte Nachweis eines *möglichen* Endokarditis-Erregers (kontinuierliche Bakteriämie), definiert wie folgt:

- 2 BKs, die im Abstand von > 12 h abgenommen wurden
- alle von 3 oder die Mehrzahl von 4 separat voneinander abgenommenen BK (zeitlicher Abstand zwischen der ersten und letzten abgenommenen BK min. 1 Stunde)

Nebenkriterien

- Prädisposition
- Fieber > 38 °C
- vaskuläre Phänomene, z.b. arterielle Embolien, intrakranielle Blutungen, Janeway-Läsionen
- immunologische Phänomene, z.b. Glomerulonephritis, Osler-Knoten, Rheumafaktoren
- positive Blutkulturen ohne Erfüllung eines Hauptkriteriums

Aktuelle Aspekte der Therapie

- Die Behandlung umfasst immer eine langdauernde Antibiotikatherapie, in 50% kombiniert mit einer chirurgischen Therapie
- Die antibiotische Therapie bei Klappenprothesen sollte mindestens 6 Wochen dauern, bei Nativklappeninfektion beträgt die Therapiedauer 2–6 Wochen
- Vancomycin Talspiegel sollte 15–20 µg/ml (früher 5–10 µg/ml) betragen
- Bei Nativklappeninfektion mit Staphylokokken wird eine Aminoglykosidtherapie nicht mehr empfohlen! Grundsätzlich wird jetzt die tägliche Einmalgabe bei Aminoglykosiden empfohlen, um die Nephrotoxizität zu reduzieren.

Vor Therapiebeginn Blutkulturen (3 Sets innerhalb von 2 h) abnehmen.

7.2   Kalkulierte Therapie

Diagnose	Häufige Erreger	Therapie[1]
ambulant erworbene Endokarditis mit Nativklappe *oder* Kunstklappe > 1 Jahr postop.	z.B. Staphylokokken, Streptokokken	Ampicillin 12 g tägl. i.v. in 4–6 Dosen + Gentamicin 1 x 3 mg/kg KG tägl. als KI i.v. in 1 Dosis + Flucloxacillin 12 g tägl. i.v. in 4–6 Dosen *alternativ* Vancomycin 30 mg/kg KG i.v. in 2 Dosen + Gentamicin 1 x 3 mg/kg KG tägl. als KI i.v.
nosokomial erworbene Endokarditis mit Nativklappe	Staphylokokken Streptokokken Enterokokken	Vancomycin 30 mg/kg KG i.v. in 2 Dosen + Gentamicin 1 x 3 mg/kg KG i.v.

Diagnose	Häufige Erreger	Therapie[1]
Kunstklappen-endokarditis, < 1 Jahr postop.	KNS S. aureus Enterobakterien Enterokokken Streptokokken Pilze	Vancomycin 30 mg/kg KG i.v. in 2 Dosen + Gentamicin 1 x 3 mg/kg KG i.v. + Rifampicin 2 x 600 mg p.o. oder i.v. (ab Tag 3)
eitrige Perikarditis	S. aureus S. pneumoniae β-hämolysierende Streptokokken der Gruppe A Enterobakterien	Flucloxacillin 6 x 2 g i.v. + Gentamicin 1 x 3 mg/kg KG i.v. *oder* Vancomycin 30 mg/kg KG i.v. in 2 Dosen + Gentamicin 1 x 3 mg/kg KG i.v.

[1] Therapiedauer 4–6 Wochen, Aminoglykosid max. 2 Wochen
Gentamicin Talspiegel < 1 mg/l; Vancomycin Talspiegel 15–20 mg/l

7.3 Gezielte Therapie

Diagnose	Therapie
orale Streptokokken und S. bovis	Penicillinempfindliche Stämme (MHK < 0,125 mg/l) Penicillin G 12-18 Mio E tägl. i.v. in 4–6 Dosen oder kontinuierlich *oder* Ampicillin 3–4 x 2–4 g i.v. *oder* Ceftriaxon 2–4 g tägl. i.v. in 1–2 Dosen über 4 Wochen Möglichkeit der verkürzten Kombinationstherapie mit Gentamicin 1 x 3 mg/kg KG tägl. als KI i.v., über 2 Wochen *Bei relativer Penicillinresistenz (MHK 0,25–2 mg/l)* Penicillin G 24 Mio E tägl. i.v. in 4–6 Dosen oder kontinuierlich *oder* Ampicillin 3–4 x 4 g i.v. *oder* Ceftriaxon 2–4 g tägl. i.v. in 1–2 Dosen, über 4 Wochen *Bei Kombination mit Gentamicin* 1 x 3 mg/kg KG tägl. als KI i.v. über 2 Wochen *Bei Patienten mit β-Laktamallergie* Vancomycin 30 mg/kg KG i.v. in 2 Dosen über 4 Wochen
Nativklappe mit MSSA	Flucloxacillin 12 g tägl. i.v. in 4–6 Dosen über 4–6 Wochen Alternativ: Cotrimoxazol 4–6 x 960 mg i.v. + Clindamycin 4 x 300 mg i.v.
Nativklappe mit MRSA	Vancomycin 30 mg/kg KG i.v. in 2 Dosen über 4–6 Wochen Alternativ: Daptomycin 10 mg/kg KG i.v. als Einmaldosis

Diagnose	Therapie
Kunstklappe mit MSSA	Flucloxacillin 12 g tägl. i.v. in 4–6 Dosen + Gentamicin 1 x 3 mg/kg KG i.v. (dieses nur über 2 Wochen) + Rifampicin 2 x 600 mg p.o. oder i.v. (ab Tag 3) über mind. 6 Wochen
Kunstklappe mit MRSA oder Penicillin-Allergie	Vancomycin 30 mg/kg KG i.v. in 2 Dosen + Gentamicin 1 x 3 mg/kg KG i.v. (dieses nur über 2 Wochen) + Rifampicin 2 x 600 mg p.o. oder i.v. (ab Tag 3) über mind. 6 Wochen
ampicillinsensible Enterokokken	Ampicillin 12 g tägl. i.v. in 4–6 Dosen + Gentamicin 1 x 3 mg/kg KG i.v. *oder* Ampicillin 12 g tägl. i.v. in 4–6 Dosen + Ceftriaxon 2 x 2 g i.v. (vor allem bei Vorliegen einer HLAR*) jeweils über 6 Wochen
ampicillinresistente Enterokokken	Vancomycin 30 mg/kg KG i.v. in 2 Dosen + Gentamicin 1 x 3 mg/kg KG i.v. über 6 Wochen

MSSA = S. aureus methicillinempfindlich
MRSA = S. aureus methicillinresistent
*HLAR = High level Aminoglykosidresistenz
Gentamicin Talspiegel < 1 mg/l; Vancomycin Talspiegel 15–20 mg/l

7.4 Endokarditisprophylaxe

Indikation

Eine Prophylaxe mit Antibiotika sollte nur in Betracht gezogen werden bei Patienten mit dem höchsten Risiko.

1. Pat. mit Klappenprothesen (auch TAVI, Rekonstruktionen mit Fremdmaterial)
2. Pat. mit Z.n. Endokarditis
3. Pat. mit angeborenen zyanotischen Vitien sowie bis zu 6 Monate nach Vitienkorrektur

Bei anderen Klappenerkrankungen wird eine Prophylaxe nicht mehr empfohlen.

Durch die American Heart Association wurden die bisherigen Empfehlungen zur Endokarditisprophylaxe radikal infrage gestellt. Diesem kontrovers diskutierten Paradigmenwechsel liegen keine neuen Daten zugrunde, aber erneuerte pathophysiologische Konzepte zur Entstehung einer Endokarditis (kumulative alltägliche Bakteriämien bei schlechter Mundhygiene entscheidender als sporadische Bakteriämien bei medizinischen Eingriffen). Insbesondere bei Patienten mit degenerativen und rheumatischen Herzklappenfehlern wird aus Kosten-Nutzen-Risiko-Erwägungen eine Endokarditisprophylaxe nicht länger empfohlen. Wir empfehlen eine individuelle Vereinbarung mit den Patienten und verweisen auf die aktuelle Leitlinie der ESC von 2015.

Eingriff	keine antibiotische Prophylaxe
vor zahnmedizinischen Eingriffen, die Manipulation am Zahnfleisch, der periapikalen Zahnregion oder eine Verletzung der oralen Mukosa vorsehen	lokale Anästhetikainjektion in nicht infizierte Bereiche: oberflächliche Karies-Behandlung, Anpassung prothetischer oder kieferorthopädischer Verankerungselemente bzw. Klammern, Nahtentfernung, Traumata der Lippen und oralen Mukosa, physiologischer Milchzahnverlust
vor Biopsieentnahme in einem von Bakterien besiedelten Gebiet (z.B. Dickdarm-Polypenabtragung, transrektale Prostatabiopsie)	diagnostische Bronchoskopie, Laryngoskopie, Gastroskopie, Koloskopie und Zystoskopie ohne Biopsieentnahme, transösophageale Echokardiographie, endotracheale oder transnasale Intubation, vaginale Entbindung und Sectio ceasarea

8 Sepsis

Beginn der antimikrobiellen Therapie nach Abnahme von mindestens 2 Blutkultursets, jedoch frühestmöglich (innerhalb 1 Stunde) nach Diagnosestellung. Bei nosokomial erworbener Sepsis wird sich häufiger die höhere Eskalationsstufe empfehlen. Gewähltes Regime alle 48–72 Stunden neu evaluieren. Therapiedauer richtet sich nach der Klinik, im allgemeinen ist eine Therapiedauer von 7–10 Tagen ausreichend.

Sepsisherd	Häufige Erreger	Kalkulierte Therapie
unbekannt	*Varia*: S. aureus Streptokokken ssp. KNS Enterokokken	*nach vermutetem Fokus:* Piperacillin/Tazobactam 3–4 x 4,5 g i.v. *oder* Ceftriaxon 1 x 2 g, initial 4 g i.v. + Gentamicin 1 x 5–7 mg/kg KG i.v. + Metronidazol 3 x 500 mg i.v. *oder* Meropenem 3 x 1–2 g i.v.
Atemwege		siehe schwere Pneumonie Kapitel 1
Urosepsis		siehe Kapitel 2.2, Seite 8 in diesem Buch
postoperativ	*Varia*	Ceftriaxon 1 x 2 g, initial 4 g i.v. + ggf. Metronidazol 3 x 500 mg i.v.
gynäkologische Organe	Staphylokokken E. coli Enterokokken Anaerobier	Ceftriaxon 1 x 2 g, initial 4 g i.v. + Metronidazol 3 x 500 mg i.v. *oder* Meropenem 3 x 1–2 g i.v.
Darm		s.a. Peritonitis in Kapitel 3

Sepsisherd	Häufige Erreger	Kalkulierte Therapie
Gallenwege	E. coli u.a. Enterobakterien Enterokokken (Anaerobier)	s. Kapitel 3 Piperacillin/Tazobactam 3–4 x 4,5 g i.v. *oder* Meropenem 3 x 1–2 g i.v.
Haut/Weichteil	Streptokokken ssp. S. aureus	s. Kapitel 4 Penicillin G 3 x 10 Mega i.v. + Clindamycin 3 x 600 mg i.v. *diabetische Komplikationen (+ E. coli):* Piperacillin/Tazobactam 3–4 x 4,5 g i.v. *oder* Meropenem 3 x 1–2 g i.v.
Katheter-assoziiert	KNS S. aureus MRSA (ca. 25%)	Materialwechsel +/– Vancomycin 2 x 1 g als KI i.v. („Singleshot" oder Kurzzeittherapie)

9 Neutropenisches Fieber

9.1 Definitionen

Neutropenie

Neutropenie ist definiert als eine Verminderung der neutrophilen Granulozyten < 1500/µl bzw. 1000/µl. Klinisch bedeutsam im Hinblick auf das Risiko von Infektionen ist die schwere Neutropenie.

Schwere Neutropenie: Neutrophile Granulozyten < 500/µl oder erwarteter Abfall < 500/µ in den nächsten 48 Stunden.

Fieber

Für neutropenische Patienten wird Fieber gemäß der Infectious Diseases Society of America wie folgt definiert:

1. p.o. gemessene Temperatur einmalig ≥ 38,3°C oder
2. Temperatur ≥ 38,0°C über 1 Stunde anhaltend

Neutropenische Fiebersyndrome

Nach der International Immunocompromised Host Society werden drei Kategorien initialer neutropenischer Fiebersyndrome unterschieden:

- mikrobiologisch nachgewiesene Infektion (neutropenisches Fieber mit Nachweis eines Infektfokus und eines assoziierten Pathogens)
- klinisch dokumentierte Infektion (neutropenisches Fieber mit Nachweis eines Infektfokus aber ohne Nachweis eines assoziierten Pathogens)
- unklares Fieber (neutropenisches Fieber ohne Nachweis eines Infektfokus und ohne Nachweis eines assoziierten Pathogens)

Risikokategorien bei neutropenischen Patienten

1. Risikofaktoren für neutropenisches Fieber
2. Risikofaktoren für schwere Komplikationen
3. Risikofaktoren für ein Therapieversagen

Für die Wahl der antibiotischen Therapie sind v.a. die Risikofaktoren für schwere Komplikationen wichtig. Nach den entsprechenden Risikofaktoren werden Hochrisiko (High risk)- und Niedrigrisiko (Low risk)-Patienten unterschieden. Die Definitionen der beiden Fachgesellschaften Infectious Diseases Society of America (IDSA) und National Comprehensive Cancer Network (NCCN) unterscheiden sich etwas. Für den klinischen Alltag sind die Gruppen wie folgt zu definieren:

Niedrigrisiko-Patienten

Schwerer Neutropenie (Neutrophile < 500/µl bis maximal 7 Tage) ohne relevante Komorbiditäten und ohne Zeichen einer signifikanten hepatischen oder renalen Insuffizienz.

Hochrisiko-Patienten

Schwere Neutropenie (Neutrophile < 500/µl länger als 7 Tage) oder neutropenisches Fieber mit relevanten Komorbiditäten oder Zeichen einer signifikanten hepatischen oder renalen Insuffizienz unabhängig von der Neutrophilenzahl.

Weitere Kriterien sind:

- MASCC Risiko Index Score < 21
- CISNE Score ≥ 3 (bei soliden Tumoren)
- schwere Sepsis/septischer Schock
- orale und/oder gastrointestinale Mukositis mit Schluckproblemen oder Diarrhoe
- Bauchschmerzen, Übelkeit und Erbrechen, Diarrhoe
- Katheterinfektion
- neu aufgetretene pulmonale Infiltrate oder Hypoxämie
- chronische Lungenvorerkrankung
- komplexe Infektion
- Therapie mit Alemtuzumab in den letzten zwei Monaten
- unkontrollierter oder progressiver Verlauf der Krebserkrankung

9.2 Antimikrobielle Therapie

Neutropenisches Fieber sollte (v.a. bei Hochrisikopatienten) als medizinischer Notfall angesehen werden. Die Therapie mit einem Breitspektrumantibiotikum soll (nach Abnahme von Blutkulturen) innerhalb von 60 Minuten begonnen werden.

Niedrigrisiko-Patienten

- Ciprofloxacin 2 x 750 mg p.o. (wenn keine Prophylaxe mit Ciprofloxacin erfolgte) *oder*
- Amoxicillin/Clavulansäure 3 x 875/125 mg p.o.

Therapie bis zur Normalisierung der Neutrophilen und 2 Tage fieberfrei, in der Regel 10–14 Tage.

Hochrisiko-Patienten

- Meropenem 3 x 1 g i.v. *oder*
- Piperacillin/Tazobactam 3 x 4,5 g i.v. *oder*
- Ceftazidim 3 x 2 g i.v.

Bei schwerer Sepsis/septischem Schock oder klinischen, radiologischen und/ oder bakteriologischen Hinweisen für eine spezifische Ursache der Infektion:

Schwere Sepsis/septischer Schock

- + Gentamycin 1 x 3 mg/kg KG i.v. *oder*
- + Ciprofloxacin 2 x 500 mg p.o. / 2 x 400 mg i.v. *oder*
- + Vancomycin 30 mg/kg KG i.v. in 2 Dosen (bei V.a. MRSA)

Haut-/Gewebeinfektion

- + Vancomycin 30 mg/kg KG i.v. in 2 Dosen

Vancomycin-resistente Enterokokken als mögliche Ursache

- + Linezolid 2 x 600 mg i.v. *oder*
- + Daptomycin 1 x 500 mg i.v.

C. difficile als mögliche Ursache

- + Vancomycin 4 x 125–250 mg p.o.
- Therapiedauer: bis mindestens 3 Tage nach Entfieberung

Antimykotische Therapie

- bei prolongiertem Fieber (> 4 Tage) unter antibiotischer Therapie ohne Nachweis einer Ursache, bei klinisch instabilen Patienten auch früher
- empirische Therapie: Liposomales Amphotericin B 1 x 3–5 mg/kg KG i.v.

- V.a. Candida-Infektion: Caspofungin 1 x 70 mg i.v. (loading dose), dann 1 x 50 mg i.v. (> 80 kg 1 x 70 mg i.v.)
- V.a. Aspergillus-Infektion: Voriconazol 2 x 6 mg/kg KG i.v. (loading dose), dann 2 x 4 mg/kg KG i.v., nach Besserung Oralisierung 2 x 200 mg p.o.

Spezielle antimikrobielle Therapien

- Pneumocystis jirovecii-Pneumonie: Cotrimoxazol 15–20 mg/kg KG i.v. oder p.o. in 3–4 Dosen (21 Tage)
- V.a. VZV-Infektion: Aciclovir 1,5 g/m^2 in 3 Dosen i.v. (10-fach höhere Dosis als für HSV-Infektion)
- V.a. HSV-Infektion: Aciclovir 3 x 5–10 mg/kg KG i.v.
- V.a. CMV-Infektion: Ganciclovir 2 x 5 mg/kg KG i.v.

Persistierendes Fieber nach 2–4 Tagen unter empirischer antibiotischer Therapie

- **Niedrigrisiko**: ungeklärte Ursache, klinisch instabil → Breitspektrumantibiotika i.v.
- **Niedrigrisiko**: ungeklärte Ursache, Kulturen negativ → Antibiotika weiter, Warten auf Neutrophilenanstieg
- **Hochrisiko**: ungeklärte Ursache, klinisch stabil → Antibiotika weiter, Suche nach Fokus
- **Hochrisiko**: ungeklärte Ursache, Kulturen negativ → Antibiotika weiter, Warten auf Neutrophilenanstieg
- **Infektion nachgewiesen (beide Gruppen)**: Modifikation der antibiotischen Therapie nach Kulturergebnissen und/oder Infektfokus
  - **bei Besserung**: Fortführung der antibiotischen Therapie über 7–14 Tage oder länger bis zum Neutrophilenanstieg
  - **fehlende Besserung**: Untersuchung und Bildgebung des Infektfokus und möglicher neuer Pathologien (CT, MRT), Kultur/Biopsie/Drainage des Infektfokus für bakteriologische, virologische und mykologische Untersuchungen, Überprüfung des Wirkspektrums und der Dosierung der Antibiotika, ggf. zusätzlich Antimykotika, Erweiterung des antibiotischen Spektrums bei hämodynamischer Instabilität

Referenzen

Bell MS, et al. Neutropenic sepsis guidelines. Northern Ireland Cancer Network, Belfast 2010. p. 1–11

Bow E. Treatment and prevention of neutropenic fever syndromes in adult cancer patients at low risk for complications. UpToDate 2018

Bow E, Wingard JR. Overview of neutropenic fever syndromes. UpToDate 2018

Dellinger RP. Surviving Sepsis Campaign: international guidelines for management of severe sepsis and septic shock: 2008. Crit Care Med. 2008;36(1):296

Freifeld AG, et al. Clinical practice guideline for the use of antimicrobial agents in neutropenic patients with cancer: 2010 update by the infectious diseases society of america. Clin Infect Dis. 2011;52(4): e56

From the Immunocompromised Host Society. The design, analysis, and reporting of clinical trials on the empirical antibiotic management of the neutropenic patient. Report of a consensus panel. J Infect Dis 1990; 161(3): 397

Kern WV, et al. Oral antibiotics for fever in low-risk neutropenic patients with cancer: a double-blind, randomized, multicenter trial comparing single daily moxifloxacin with twice daily ciprofloxacin plus amoxicillin/clavulanic acid combination therapy–EORTC infectious diseases group trial XV. J Clin Oncol. 2013;31(9):1149

Nationel Comprehensive Cancer Network (NCCN) Clinical Practice Guidelines in Oncology. Prevention und treatment of cancer-related infektions. Version 1.2018. Available at: http://www.nccn.org

Rolston KV. Challenges in the treatment of infections caused by gram-positive and gram-negative bacteria in patients with cancer and neutropenia. Clin Infect Dis. 2005;40 Suppl 4:S246

Taplitz RE, at al. Outpatient management of fever and neutropenia in adults treated for malignnancy: American Society of Clinical Oncology and Infectious Diseases Society of America practice guideline update. J Clin Oncol 2018; 36: 1443

Wingard J. Treatment of neutropenic fever syndromes in adults with hematologic malignancies and hematopoietic cell transplant recipients (high-risk patients).

10 HNO-Infektionen des Erwachsenen

10.1 Infektionen des Halses und der Mundregion

Keine Therapie bei einer viral bedingten Erkrankung:

- leichte bis mittelschwere Symptome
- Fieber < 38,5 °C
- trockener Husten
- keine Leukozytose, CRP nur leicht erhöht
- Schleimhäute ohne eitrige Beläge
- generalisierte Lymphknotenschwellung

Diagnose	Häufige Erreger	Kalkulierte Therapie
Laryngitis/ Pharyngitis	meist viral	keine
	S. pneumoniae H. influenzae S. aureus	*in Ausnahmefällen:* Amoxicillin 3 x 1 g p.o. *oder* Clarithromycin 2 x 250 mg p.o. bis zu 5 Tage
Epiglottitis acuta	S. pyogenes H. influenzae Typ b S. aureus S. pneumoniae H. parainfluenzae	Ampicillin/Sulbactam 3 x 3 g i.v. *oder* Cefuroxim 3 x 1,5 g i.v. bis zu 10 Tage

Diagnose	Häufige Erreger	Kalkulierte Therapie
Tonsillitis acuta	S. pyogenes H. influenzae	Penicillin V 3 x 1,5 Mega p.o. über 10 Tage *oder* Clindamycin 3 x 600 mg p.o. *oder* Penicillin G 4 x 5 Mega i.v. (stationär) *oder* Clindamycin 3 (– 4) x 600 mg i.m. / i.v. KI (Kurzinfusion) über 3 Tage, dann Sequenztherapie
Peritonsillarabszess primär chirurgische Entlastung indiziert: Punktion, Spaltung	S. pyogenes S. aureus Anaerobier	Ampicillin/Sulbactam 3 x 3 g i.v. *oder* Cefazolin 3 x 2 g i.v. + Metronidazol 3 x 500 mg i.v. bei Betalactamallergie Clindamycin 3 x 600 mg i.v.
Peritonsillitis		Ampicillin/Sulbactam 3 x 3 g i.v.
Mundbodenphlegmone	S. pyogenes S. aureus Anaerobier	Ampicillin/Sulbactam 3 x 3 g i.v. *oder* + Clindamycin 3 x 600 mg i.v.

10.2 Infektionen der Ohren

Diagnose	Häufige Erreger	Kalkulierte Therapie
Otitis media acuta	S. pneumoniae H. influenzae Moraxella catarrhalis S. pyogenes S. aureus	Ampicillin/Sulbactam 3 x 3 g i.v. *oder* Cefuroxim 2 x 500 mg p.o. *oder* bei schwerem Verlauf bzw. Persistenz initial Ampicillin/Sulbactam 3 x 3 g i.v.
Otitis media chronica	P. aeruginosa S. aureus Anaerobier	nur nach Abstrich!
Otitis externa diffusa	P. aeruginosa Proteus spp. S. pyogenes S. aureus	Gehörgangsreinigung + lokale Therapie + antibiotische Therapie nur nach Abstrich, über 3–5 Tage

Diagnose	Häufige Erreger	Kalkulierte Therapie
Otitis externa maligna	P. aeruginosa	Ciprofloxacin 2–3 x 400 mg i.v. SEQ 2 x 750 mg p.o. *oder* Ceftazidim 3 x 2 g i.v. *oder* Piperacillin/Tazobactam 3 x 4,5 g i.v. über mind. 6 Wochen bis zu 6 Monate
Mastoiditis frühe operative Sanierung indiziert (Mastoidektomie)	S. pneumoniae S. pyogenes H. influenzae S. aureus P. aeruginosa Proteus mirabilis	Ampicillin/Sulbactam 3 x 3 g i.v. *oder* Cefuroxim 3 x 1,5 g i.v.
Perichondritis	P. aeruginosa S. aureus	*leichte Form:* Ampicillin/Sulbactam 3 x 3 g i.v. *oder* Clindamycin 3 x 600 mg i.v. *schwere Form:* Ciprofloxacin 3 x 400 mg i.v. *oder* Piperacillin/Tazobactam 3 x 4,5 g i.v. bis zu 10 Tage
Erysipel im Gesicht	Streptokokken	Penicillin G 3 x 10 Mega i.v. bis zu 10 Tage
Gehörgangsfurunkel	S. aureus	s. Otitis externa

10.3 Infektionen der Nase und deren Komplikationen

Diagnose	Häufige Erreger	Kalkulierte Therapie
Rhinitis/akute Sinusitis	meist viral	in der Regel keine Therapie
eitrige bakterielle Sinusitis	S. pneumoniae H. influenzae M. catharralis S. aureus S. pyogenes Anaerobier	Amoxicillin/Clavulansäure 3 x 875/125 mg p.o. *oder* Cefuroxim 2 x 500 mg p.o. *oder* Clindamycin 3 x 600 mg p.o. bis zu 7 Tage bei schwerem Verlauf bzw. Persistenz i.v. initial

Diagnose	Häufige Erreger	Kalkulierte Therapie
chronische Sinusitis	S. aureus S. pneumoniae H. influenzae Enterobakterien Anaerobier	*dentogene Ursache:* Clindamycin 3 x 600 mg p.o. mikrobiologische Diagnostik anstreben! bis zu 7 Tage
Sinusitis mit orbitalen Komplikationen frühe operative Entlastung indiziert: NNH-Sanierung, ggf. Orbitotomie	S. aureus S. pneumoniae H. influenzae M. catharralis K. pneumoniae P. aeruginosa Anerobier	Ampicillin/Sulbactam 3 x 3 g i.v. *oder* SEQ 4 x 300 mg p.o. Therapiedauer mind. 14 Tage

11 Mykosen

Es sollen an dieser Stelle nur die in der Klinik relevanten invasiven Mykosen behandelt werden, wie sie in erster Linie bei stark immunsupprimierten Patienten vorkommen (s. Kap. 11.1 und 11.2). Candida-Pneumonien sind sehr selten. Insbesondere bei länger beatmeten Patienten lassen sich regelhaft Hefen in den Atemwegen als Zeichen einer Fehlbesiedlung nachweisen. Dieser Befund allein sollte kein Anlass für eine antimykotische Therapie sein! Ähnlich verhält es sich mit den Harnwegen: Der Nachweis von Hefen im Urin ist häufig Ausdruck einer Kontamination bei Genitalsoor oder einer Biofilmbildung im Dauerkatheter. In beiden Fällen ist eine systemische antimykotische Therapie nicht indiziert.

Candidämien kommen durchaus auch bei immunkompetenten Patienten vor, vor allem auf Intensivstationen. Sehr häufig handelt es sich dabei um Katheter-assoziierte Candidämien. Erreger ist in den meisten Fällen C. albicans. Soweit keine Vorbehandlung oder Prophylaxe mit Fluconazol oder anderen Azolen bekannt ist, kann die Therapie mit Fluconazol erfolgen. Anderenfalls und bei Nachweis von C. non-albicans-Arten sind Echinocandine zu bevorzugen (Dosierungen s. Kap. 11.2).

》》》 *Eine Candidämie sollte immer Anlass geben für ein augenärztliches Konsil!*

11.1 Pilzinfektionen – HIV-positive Patienten

Diagnose	Erreger	Kalkulierte Therapie
Schleimhaut-mykosen	Candida spp.	Fluconazol 1 x 100 mg p.o. bei Stomatitis, Fluconazol 1 x 200 mg p.o. bei Ösophagitis (jeweils initial doppelte Dosis)
Kryptokokken-meningitis	Nachweis von Kryptokokken/ Kryptokokkenantigenen im Liquor oder Nachweis von Kryptokokken-antigen im Blut plus Klinik	Liposomales Amphotericin B 1 x 3–4 mg/kg + Flucytosin 4 x 25–37,5 mg/kg i.v. *oder* + Fluconazol 1 x 800 mg i.v. oder p.o.

11.2 Pilzinfektionen – neutropenische Patienten

Maßnahmen (systemische Infektionen)

- Entfernung bzw. Wechsel aller zentraler und peripherer Katheter
- Augenhintergrunduntersuchung

neutropenische Patienten			
Diagnose	Kriterien	Erreger	Kalkulierte Therapie
Candida-Infektionen ohne Organbefall	1 x positive Blutkultur	empfindliche Candida spp. (C. albicans)	Fluconazol 1 x 400 mg i.v. *Tag 1:* 1 x 800 mg i.v.
		C. glabrata C. krusei etc.	Caspofungin 1 x 50 mg i.v. (70 mg bei > 80 kg KG) *Tag 1:* 1 x 70 mg i.v. *oder* Liposomales Amphotericin B 1 x 3–5 mg/kg KG i.v.
Aspergillose	mehrfacher Aspergillennachweis (ein Nachweis aus Urin, Stuhl, Bronchien und Haut ist ohne Konsequenz) 1 x Nachweis aus sterilem Gebiet beweist eine Mykose klassische CT-Morphologie positiver Galaktomannan-Antigen-nachweis		Liposomales Amphotericin B 1 x 3–5 mg/kg i.v. *oder* Caspofungin 50 mg, Tag 1: 70 mg i.v. *oder* Voriconazol 2 x 4 mg/kg i.v. oder p.o. *Tag 1:* 2 x 6 mg/kg Spiegelbestimmung empfohlen
Schleimhaut-mykosen	Candida spp. Soorstomatitis Soorösophagitis		Amphomoronal Suspension lokal Fluconazol 1 x 100–200 mg p.o.
Kryptokokken-meningitis	Kryptokokken		siehe oben

12 Perioperative Antibiotikaprophylaxe (PAP)

Die perioperative Antibiotikaprophylaxe (PAP) hat zum Ziel, eine Reduktion postoperativer Wundinfektionen bei invasiven Eingriffen oder Operationen mit erhöhtem Infektionsrisiko zu erreichen. Postoperative Wundinfektionen gehören zu den häufigsten nosokomialen Infektionen. Sie können je nach Eingriff zu einer lebensbedrohlichen Komplikation führen. Die PAP ersetzt nicht die notwendigen prä- und intraoperativen Hygienemaßnahmen und den hohen Standard in der Asepsis.

Die **Indikation** für eine PAP ist gegeben, sofern ein Risiko für eine intraoperative Kontamination mit Erregern vorhanden ist. Ein solches Risiko liegt vor, wenn die **Wundkontaminationsklasse** sauber-kontaminiert, kontaminiert, oder schmutzig vorliegt (s. Kontaminationsklassen S. 43). Die Kontaminationsklasse gibt den Grad der bakteriellen Kontamination im Operationsgebiet wieder. Eine PAP kann auch bei sauberen (aseptischen) Eingriffen notwendig sein, denn zusätzlich müssen für die Indikationsstellung zur PAP **individuelle Faktoren des Patienten**, die das Risiko für eine postoperative Wundinfektion erhöhen, wie z.B. Alter des Patienten über 70 Jahre, Besiedlung mit *Staphylococcus aureus*, Adipositas, Diabetes mellitus und Nikotinabusus berücksichtigt werden (s. Risikofaktoren S. 43).

Präoperative Risikofaktoren sind z.B. Notfalleingriff und ein stationärer Aufenthalt präoperativ länger als 5 Tage. **Intraoperative Risikofaktoren** für eine postoperative Wundinfektion sind u.a. lange OP-Dauer, ausgedehnte Blutungen, Handschuhperforation.

Die PAP wird als **Single-shot-Gabe** ca. 30–60 Minuten präoperativ (vor Inzision) intravenös verabreicht. Wichtig ist ein ausreichend hoher Gewebespiegel des Antibiotikums zum Zeitpunkt des Wundverschlusses. Bei einer

OP-Dauer von bis zu zwei Stunden ist die Einmalgabe ausreichend. Bei starkem Blutverlust (> 1 L) oder länger dauernder OP wird in Abhängigkeit von der Halbwertzeit des Antibiotikums eine Folgedosis empfohlen. Sie sollte verabreicht werden, wenn der Eingriff länger als die doppelte HWZ des Antibiotikums dauert.

Halbwertzeit (exemplarisch)

Cefuroxim	70 Minuten
Cefazolin	94 Minuten
Clindamycin	2,5 Stunden
Gentamicin	1,5–2 Stunden
Metronidazol	7 Stunden

- **Präparate der 1. Wahl:** Cefazolin 2 g i.v. oder Cefuroxim 1.500 mg i.v.
- Bei zu erwartender Anaerobier-Kontamination (z.B. bei abdominalchirurgischen Eingriffen) ist die zusätzliche Gabe von Metronidazol 0,5 g i.v. indiziert.
- Alternative bei Allergie gegen Betalactame: Clindamycin 600 mg i.v. +/– Gentamicin 3–5 mg/kg KG i.v.

Für definierte Operationen (z.B. Kardiochirurgie, Gelenkersatz) ist ein präoperatives Screening zum Ausschluss einer Besiedlung mit Staphylokokken (MSSA und MRSA) bzw. eine präoperative Dekolonisierung sinnvoll.

Der Anstieg von Resistenzen kann den Erfolg der PAP mit den bewährten Antibiotika einschränken. Die sachgerecht durchgeführte PAP ist aber nicht Ursache der Resistenzentwicklung.

Der Chirurg/behandelnde Arzt entscheidet über Indikation und Dauer der Prophylaxe. Die perioperative Antibiotikaprophylaxe wird nicht postoperativ fortgesetzt.

Sofern postoperativ eine Antibiotikagabe erforderlich ist, wird eine Antibiotikatherapie eingeleitet. Das heißt, es wird festgelegt, welches Antibiotikum postoperativ in welcher Dosierung über welchen Zeitraum gegeben werden soll. Eine Antibiotikagabe postoperativ gilt als Therapie.

Es muss sicher gestellt werden, dass das perioperativ eingesetzte Antibiotikum nicht automatisch postoperativ weiter gegeben wird. Das Antibiotikum zur perioperativen Prophylaxe ist in der Regel nicht geeignet als Präparat für die Antibiotikatherapie.

Darüber hinaus hat eine Applikation von Antibiotika nach Wundverschluss keinen Einfluss auf die Infektionsrate.

Die Dokumentation der PAP erfolgt durch den Anästhesisten in das Narkoseprotokoll und die OP-Sicherheits-Checkliste.

Für die abteilungsspezifischen Eingriffe erstellt jeder Fachbereich einen Katalog, in dem die Eingriffe und die Präparate für die PAP festgelegt werden.

Kontaminationsklassen

Klassifizierung der Eingriffe	Operationen
I: sauber, aseptisch	asept. Operation ohne Eröffnung des Gastrointestinal- Urogenital-, Respirationstrakts: Struma, Leistenhernie (ohne Netz), Mamma
II: sauber-kontaminiert	saubere Operation mit Eröffnung des Gastrointestinal-, Urogenital-, Respirationstraktes: Appendektomie, Cholecystektomie
III: kontaminiert	offene bzw. traumatische Wunde, Eröffnung eines infizierten Organs z.B. des Urogenital-, Respirationstrakts
IV: schmutzig	akute Infektion, Abszess, Darmperforation

Risikofaktoren für postoperative Wundinfektionen (Wacha et al. 2010)

Patienteneigene Faktoren	Chirurgische Faktoren		
	Präoperativ	Intraoperativ	Postoperativ
■ Alter (Zunahme pro Dezennium) ■ Diabetes mellitus ■ Immuninkompetenz ■ reduzierter Allgemeinzustand ■ Übergewicht ■ Mangelernährung ■ ASA-Score > II ■ MRSA/MSSA-Träger ■ Fieber/Schüttelfrost innerhalb einer Woche vor der Operation ■ weibliches Geschlecht bei Eingriffen am Kolon, Kardiochirurgie ■ männliches Geschlecht nach Trauma, in der Gefäßchirurgie, bei Kniegelenkersatz ■ Dialysepatienten ■ Hepatitis ■ Stoma ■ Drogenabusus ■ Infektionen anderer Lokalisation ■ arterielle Mangeldurchblutung ■ periphere Ödeme ■ Lymphangitis ■ Neuropathie ■ vorausgegangene Antibiotika-Therapie ■ Rauchen ■ Linksherzversagen nach koronarem Bypass ■ bakterielle Translokation bei Laparotomie ■ rheumatoide Arthritis bei Kniegelenkersatz ■ Zirrhose	■ Notfalloperation ■ längerer präoperativer Krankenhausaufenthalt ■ falsche Wahl des Antibiotikums ■ Zeitpunkt der Antibiotika-Gabe: mehr als 2 Stunden zu früh oder zu spät ■ Wundklassifikationen kontaminiert-schmutzig ■ Vorbestrahlung ■ Hochrisiko-Operation ■ Rezidiveingriffe ■ Steine im Gallengang, Gallengangsverschluss ■ erhöhte Werte für C-reaktives Protein ■ Fremdkörperimplantation ■ Rasur nicht unmittelbar vor OP ■ präoperative Urinkatheter ■ vorausgegangene (neurochirurgische) Eingriffe	■ Erfahrung des Chirurgen ■ Operationsdauer über 2 h (Zunahme je h) ■ infizierter Operationsbereich ■ kontaminierter Operationsbereich ■ Bluttransfusion, Albuminzufuhr ■ lange Anästhesiedauer ■ mehr als ein operativer Eingriff ■ Diathermie ■ Sauerstoffabfall ■ Unterkühlung ■ Wundstapler ■ unvorhersehbare Komplikationen ■ Operationstechnik ■ Unterkühlung ■ ineffektive Wirkspiegel ■ Verfahrenswechsel Laparoskopie/Laparotomie ■ Enterokokken, Enterobakterien, Bacteroides fragilis in der Wunde	■ Drainagedauer länger als 3 Tage ■ respiratorische Sepsis ■ invasive Techniken, Urinkatheter, Thoraxdrainage, Nasensonde, zentraler Venenkatheter ■ Nachweis von Dialyse ■ frühe Reoperation wegen Blutungen ■ Leak der Zerebrospinalflüssigkeit, externer Shunt

Wichtige Indikationen für eine perioperative Antibiotikaprophylaxe* (PAP)

Beispiele zur Anpassung und Festlegung innerhalb der Abteilung.

I. Allgemein-, Visceral-, Thoraxchirurgie	
Oesophagus-, Magen-, Gallen-, Leber-, Pankreaschirurgie, Herniotomie mit Netzimplantation	Cefuroxim 1,5 g i.v. bzw. Cefazolin 2 g i.v.
Colonchirurgie, Appendektomie	Cefuroxim 1,5 g i.v. + Metronidazol 0,5 g i.v.**
Thoraxchirurgie	Cefuroxim 1,5 g i.v. bzw. Cefazolin 2 g i.v.
II. Unfallchirurgie	Cefuroxim 1,5 g i.v. bzw. Cefazolin 2 g i.v.
III. Gefäß-, Kardiochirurgie	Cefuroxim 1,5 g i.v. bzw. Cefazolin 2 g i.v.
IV. Implantationschirurgie, Prothesen, Schrittmacher	Cefuroxim 1,5 g i.v. bzw. Cefazolin 2 g i.v.
V. Plastische Chirurgie	Cefuroxim 1,5 g i.v. bzw. Cefazolin 2 g i.v.
VI. Neurochirurgie, Implantation von Fremdkörpern, offene Traumata, Rezidivoperationen	Cefuroxim 1,5 g i.v. bzw. Cefazolin 2 g i.v.
VII. HNO/MKG, Ausgedehnte (Tumor-)Operationen, Neck Dissection, Implantate	Cefuroxim 1,5 g i.v. bzw. Cefazolin 2 g i.v.
VIII. Urologie	
Eingriffe mit Eröffnung des Darms	Cefuroxim 1,5 g i.v. + Metronidazol 0,5 g i.v.
Eingriffe ohne Eröffnung des Darms	Cefuroxim 1,5 g i.v. bzw. Cefazolin 2 g i.v.
Radikale Prostatektomie, Cystektomie	Cefuroxim 1,5 g i.v. + Metronidazol 0,5 g i.v.
Harnröhrenplastik, Sphinkter-OP	Cefuroxim 1,5 g i.v . bzw. Cefazolin 2 g i.v.
IX. Gynäkologie	
Abdom., vaginale Hysterektomie	Cefuroxim 1,5 g i.v. + Metronidazol 0,5 g i.v.**
Carcinomchirurgie	Cefuroxim 1,5 g i.v. bzw. Cefazolin 2 g i.v.
Mammachirurgie	Cefuroxim 1,5 g i.v. bzw. Cefazolin 2 g i.v.
Sectio, manuelle Plazentalösung	Cefuroxim 1,5 g i.v. bzw. Cefazolin 2 g i.v.
Abort Curettage	Cefuroxim 1,5 g i.v. + Metronidazol 0,5 g i.v.**
Inkontinenzchirurgie	Cefuroxim 1,5 g i.v. bzw. Cefazolin 2 g i.v.
X. Endoskopische Risikoeingriffe, ERCP mit Interventionen, PEG-Anlage	Cefuroxim 1,5 g i.v. bzw. Cefazolin 2 g i.v.

XI. Keine PAP bei folgenden Eingriffen sofern keine Risikofaktoren vorliegen: Strumachirurgie, Herniotomie ohne Netzimplantation, elektive laparaskopische Cholecystektomie, Gynäkologie: Kürettage, Konisation, diagnostische und operative Laparaskopie

*ab 80 kg KG Cefuroxim 3.0 g i.v. präoperativ

**bzw. Cefazolin 2 g i.v. + Metronidazol 0,5 g i.v.

Bei Betalactam-Allergie Clindamycin 600 mg i.v. + Gentamicin 3–5 mg/kg KG i.v.

13 HIV-Postexpositionsprophylaxe (PEP)

Die wichtigste Maßnahme in der Verhinderung von (hämatogenen) Infektionen im Gesundheitswesen ist die Kenntnis des Infektionsweges und die Expositionsprophylaxe. Diesem dient die TRBA 250 (Technische Regel für biologische Arbeitsgeräte). Verantwortlich ist der Arbeitgeber, Nichtbeachtung bedeutet ein Organisationsverschulden.

Die Wahrscheinlichkeit des Auftretens einer HIV-Infektion nach Stich- oder Schnittverletzungen beträgt etwa 0,3%. Sie ist u.a. abhängig von der Art des infektiösen Materials, der Viruskonzentration der Indexperson, vom Kontaminationsereignis und von der Menge des inokulierten Materials. Es wird davon ausgegangen, dass die medikamentöse Postexpositionsprophylaxe das Infektionsrisiko um etwa 80% senkt.

Indikation zur HIV-PEP bei beruflicher HIV-Exposition (Indexperson HIV-positiv)		
Expositionsereignis	Viruslast bei Indexperson > 50 Kopien/ml oder unbekannt	Viruslast bei Indexperson < 50 Kopien/ml
massive Inokulation (> 1 ml) von Blut oder anderer (Körperflüssigkeit mit (potenziell) hoher Viruskonzentration	PEP empfehlen	PEP empfehlen
(blutende) perkutane Stichverletzung mit Injektionsnadel oder anderer Hohlraumnadel Schnittverletzung mit kontaminiertem Skalpell, Messer o.ä.	PEP empfehlen	PEP anbieten
oberflächliche Verletzung (z. B. mit chirurgischer Nadel) ohne Blutfluss Kontakt von Schleimhaut oder verletzter/geschädigter Haut mit Flüssigkeit mit potentiell hoher Viruskonzentration	PEP anbieten	keine PEP-Indikation

Indikation zur HIV-PEP bei beruflicher HIV-Exposition (Indexperson HIV-positiv)

Expositionsereignis	Viruslast bei Indexperson > 50 Kopien/ml oder unbekannt	Viruslast bei Indexperson < 50 Kopien/ml
perkutaner Kontakt mit anderen Körperflüssigkeiten als Blut (Urin oder Speichel)	keine PEP-Indikation	keine PEP-Indikation
Kontakt von intakter Haut mit Blut (auch bei hoher Viruskonzentration)		
Haut- oder Schleimhautkontakt mit Körperflüssigkeiten wie Urin und Speichel		

Parenterale Exposition

Expositionsereignis	Kommentar	PEP-Indikation
Transfusion von HIV-haltigen Blutkonserven oder Erhalt von mit hoher Wahrscheinlichkeit HIV-haltigen Blutprodukten oder Organen	Experten hinsichtlich Dauer einer Prophylaxegabe hinzuziehen	PEP empfehlen
Nutzung eines HIV-kontaminierten Drogenbestecks		PEP empfehlen

Sexuelle Exposition

Expositionsereignis	Kommentar	PEP-Indikation
ungeschützter Geschlechtsverkehr bei **bekanntem positiven HIV-Status** des Partners/der Partnerin		
ungeschützter insertiver oder rezeptiver vaginaler oder analer Geschlechtsverkehr (z.B. infolge eines geplatzten Kondoms) mit einer **bekannt HIV-infizierten** Person	Transmissionsrisiko in erster Linie von der Viruslast der HIV-positiven Person abhängig	PEP empfehlen *wenn* Indexperson unbehandelt bzw. Viruslast > 1.000 Kopien/ml *oder wenn* Behandlungsstatus nicht eruierbar
		PEP anbieten *wenn* Viruslast der Indexperson 50–1.000 Kopien/ml
		keine PEP-Indikation *wenn* Indexperson wirksam behandelt (Viruslast < 50 Kopien/ml)

Sexuelle Exposition		
Expositionsereignis	**Kommentar**	**PEP-Indikation**
ungeschützter Geschlechtsverkehr bei **unbekanntem HIV-Status** des Partners/der Partnerin		
ungeschützter Analverkehr zwischen Männern	bei homosexuellem Analverkehr zwischen Männern liegt die statistische Wahrscheinlichkeit, dass beim Partner eine undiagnostizierte oder unbehandelte HIV-Infektion vorliegt, in Deutschland zwischen ca. 1% und 3% (altersabhängig). In Großstädten und Szene-typischen Settings ist mit erhöhten Wahrscheinlichkeiten zu rechnen	PEP anbieten
ungeschützter heterosexueller Vaginal- oder Analverkehr **mit** aktiv intravenös Drogen konsumierendem Partner/in **mit** bisexuellem Partner **mit** Partner/in aus HIV-Hochprävalenzregion (v.a. Subsahara-Afrika)	statistische Expositionswahrscheinlichkeit in einem Bereich ~ 1:100	PEP anbieten
ungeschützter heterosexueller Vaginal- oder Analverkehr (auch mit Sexarbeiterin)	bei heterosexuellem Geschlechtsverkehr liegt die statistische Wahrscheinlichkeit, dass beim Partner/bei der Partnerin eine undiagnostizierte oder unbehandelte HIV-Infektion vorliegt, in Deutschland bei ca. 1:10.000 oder darunter.	keine PEP-Indikation
Oralverkehr ungeschützter oraler Geschlechtsverkehr mit der Aufnahme von Sperma eines sicher oder wahrscheinlich HIV-infizierten Partners in den Mund	Übertragungswahrscheinlichkeit selbst im Falle einer realen Exposition sehr gering	keine PEP-Indikation
Küssen Kontakt der Haut mit HIV-haltigen Sekreten		keine PEP-Indikation

Sofortmaßnahmen

- **Stich- oder Schnittverletzung, Kontamination geschädigter Haut:** Spülung mit Wasser und Seife bzw. einem Antiseptikum
- **Exposition des Auges oder der Mundhöhle:** Spülen mit Wasser

Medikamentöse Intervention

- Entscheidend ist der frühe Beginn der PEP (der maximale Schutz ist gegeben, wenn die Medikamente innerhalb der ersten 2 Stunden nach Exposition eingenommen werden). Ausführliche Information und Notfallmedikamente liegen auf den Aufnahmestationen bereit.
- Dokumentation durch die BG-Ambulanz. Beratung u.a. durch das *ifi* Institut für interdisziplinäre Medizin (Tel:040/2840760/0/101/102) insbesondere, wenn die Indexperson unter Therapie steht und/oder Resistenzen vermutet werden.
- Im Zweifel ist es sinnvoller, die Postexpositionsprophylaxe zu beginnen und später abzusetzen, als diese zu spät zu beginnen.

Standardprophylaxe	Emtricitabin/Tenofovir (Truvada®) oder diverse Generika 1 x 1 plus Isentress® 400 2 x 1

14 Infektionen mit multiresistenten Erregern

Seit über 20 Jahren stellt MRSA im Krankenhaus das Paradebeispiel für das Auftreten und die nosokomiale Ausbreitung eines multiresistenten Erregers dar. Inzwischen sind jedoch eine ganze Reihe weiterer multiresistenter Erreger hinzugekommen, die im Folgenden kurz besprochen werden sollen. Mit zunehmender Prävalenz gefährden sie den Erfolg empirischer Therapien, und für die gezielte Therapie stehen dann häufig nur noch wenige teure und nicht immer gut verträgliche Substanzen zur Verfügung. Deswegen kommt der Vermeidung der Ausbreitung solcher Erreger durch frühzeitige Erkennung und Einhaltung der vorgeschriebenen Maßnahmen im Hygieneplan größte Bedeutung zu (siehe Hygienemanagement auf der Basis der Empfehlungen der KRINKO).

MRSA

Methicillin resistenter *Staphylococcus aureus* (MRSA) kann schwere, z.T. lebensbedrohliche Infektionen verursachen. MRSA sind grundsätzlich resistent gegen alle Betalaktam-Antibiotika (Penicilline, Cephalosporine, Carbapeneme, Ausnahme Ceftarolin, s. unten) und auch deren Kombinationen mit Betalaktamaseinhibitoren sowie vielfach auch gegen weitere Antibiotikaklassen.

Risikofaktoren für eine Infektion bzw. eine Kolonisation mit MRSA haben Patienten mit

- diabetischem Fuß insbesondere nach einer Antibiotikatherapie
- Dekubitus oder anderen chron. Haut- und Weichgewebeinfektionen
- vorangegangener Antibiotikatherapie
- Aufenthalt bzw. Versorgung in einer Klinik, Nachsorgeeinrichtung oder Pflege

Mittel der ersten Wahl bei invasiven septischen Infektionen ist auch heute noch Vancomycin (2 x 15 mg/kg KG). Bei Unverträglichkeit oder Nichtansprechen stehen neuere Substanzen wie Linezolid, Daptomycin oder Ceftarolin zur Verfügung (siehe nachstehende Tabelle). Die Therapie sollte grundsätzlich nach Antibiogramm erfolgen. Je nach Schwere der Erkrankung und Lokalisation der Infektion können auch Cotrimoxazol, Doxycyclin oder Clindamycin zum Einsatz kommen, auch als orale Sequenztherapie. Linezolid sollte als Bakteriostatikum nicht primär bei septischen Infektionen eingesetzt werden. Es besitzt eine gute Gewebegängigkeit und hat gute Ergebnisse bei nosokomialen Pneumonien und bei komplizierten Haut- und Weichgewebeinfektionen gezeigt. Wegen der guten Bioverfügbarkeit eignet es sich auch sehr gut zur oralen Sequenztherapie. Eine eindeutige Überlegenheit von Linezolid gegenüber Vancomycin ist jedoch nicht belegt. Als Nebenwirkung tritt relativ häufig eine Thrombozytopenie auf, bei längerer Verabreichung muss auch mit peripheren Neuropathien gerechnet werden. Die zugelassene Therapiedauer ist daher auf 28 Tage begrenzt. Daptomycin wirkt ebenfalls gut bei komplizierten Haut- und Weichgewebeinfektionen und hat sich als bakterizide Substanz auch als gut wirksam bei Bakteriämie (mit und ohne Endokarditis) gezeigt. Es sollte jedoch nicht bei einer Pneumonie zum Einsatz kommen, da es durch Surfactant inhibiert wird! Patienten, die mit Daptomycin behandelt werden, sollten bezüglich der Entwicklung einer Myopathie (CPK-Erhöhung) beobachtet werden. Mit Ceftarolin steht neuerdings ein MRSA-wirksames Cephalosporin zur Verfügung, dessen klinische Wirksamkeit gegen MRSA bislang jedoch nur für Haut- und Weichgewebeinfektionen sicher gezeigt werden konnte. Ähnliches gilt für Ceftobiprol (siehe Tabelle). Insgesamt liegen für diese Substanzen noch nicht sehr viele Erfahrungen vor.

Stellenwert einiger Antibiotika bei MRSA-Infektionen

	Mittel 1. Wahl		Alternativen****		
	Vancomycin	Linezolid	Daptomycin	Ceftarolin	Ceftobiprol
Sepsis	++	(+) **	++	–	–
Endokarditis	++*	–	++	–	–
Pneumonie	++	++	-	–***	++*****
Weichgewebe-Infektionen	++	++	++	++	–

*	z.B. Kombination mit Gentamicin bei nativer Klappe oder plus Rifampicin bei Prothese
**	nur begleitende Bakteriämie bei ambulant erworbener Pneumonie
***	zugelassen für ambulant erworbene Pneumonie, aber keine ausreichenden Daten für MRSA
****	bei verminderter Empfindlichkeit, nicht ausreichender klinischer Wirksamkeit bzw. schlechter Verträglichkeit von Vancomycin. Je nach Art und Lokalisation der Infektion können bei nachgewiesener Empfindlichkeit auch andere Substanzen wie Cotrimoxazol, Clindamycin oder Tetracyclin eingesetzt werden.
*****	ambulant erworbene und nosokomiale Pneumonie außer beatmungsassoziierte Pneumonie

Für eine bessere Wirksamkeit von Kombinationstherapien, z.B. Vancomycin plus Rifampicin, gibt es kaum Hinweise. Sie sollten daher nur bei Versagen einer Monotherapie erwogen werden. Am ehesten sind sie vermutlich wegen der Biofilmproblematik bei endoprothetischen Infektionen in Betracht zu ziehen in der Kombination von Vancomycin mit Rifampicin oder Fosfomycin. Umgekehrt sollten diese genannten Kombinationspartner von Vancomycin niemals als Monotherapie verabreicht werden.

> *Wichtig ist grundsätzlich die Differenzierung zwischen Infektion und Kolonisation. Eine Antibiotikatherapie sollte bei Nachweis von MRSA nur bei Vorliegen einer Infektion durchgeführt werden.*

Wunden, in denen MRSA nachwiesen wird, sollten wenn möglich durch MRSA-wirksame Wundtherapeutika (Polyhexanid, Octenidin u.a.) versorgt werden (s. Kramer et al. [2017] Consensus on Wound Antiseptic; Bültemann et al. [2018], Wundfibel. Reihe Asklepios Praxisbibliothek. Medizinisch Wissenschaftliche Verlagsgesellschaft, Berlin).

> *An dieser Stelle sei auf die 2009 eingeführte Meldepflicht für MRSA-Nachweise aus Blutkulturen und Liquor hingewiesen.*

Vancomycinresistente MRSA (VRSA) sind bislang in Deutschland nicht berichtet worden. Der klinische Stellenwert von gelegentlich beobachteten Vancomycin-intermediär-empfindlichen MRSA (VISA) ist weiterhin unklar.

VRE

Enterokokken sind *per se* multiresistent und nur begrenzt empfindlich gegenüber Betalaktamen. Am besten wirken von diesen Ampicillin oder Piperacillin, Carbapeneme sind nur mäßig wirksam, Cephalosporine wirken allein überhaupt nicht. Bei schweren Infektionen, z.B. einer Endokarditis, sollte daher Ampicillin in hoher Dosierung (3-6 x 4 g tgl.) gegeben werden, am besten in Kombination mit einem Aminoglykosid oder mit Ceftriaxon. Im Prinzip sind zwar alle Enterokokken resistent gegenüber Aminoglykosiden, es wird jedoch unterschieden zwischen einer Low Level- und einer High Level-Resistenz. Im Falle einer Low Level-Resistenz (bei uns eher der Normalfall) kann ein Synergismus zwischen Ampicillin und Aminoglykosid erwartet werden. *Enterococcus faecium* ist fast immer ampicillinresistent, bei Infektionen mit diesem Erreger ist in erster Linie Vancomycin zu empfehlen.

Vor allem aus dem zunehmenden Reservoir von E. *faecium*-Isolaten rekrutieren sich die Vancomycin-resistenten Enterokokken (VRE). Sie sind zumeist gegen alle Glykopeptide resistent. E. *gallinarum* und E. *casseliflavus* besitzen eine intrinsische Vancomycinresistenz, sind nur wenig virulent und werden im Allgemeinen nicht den nosokomialen VRE zugerechnet. Infektionen mit

VRE sind grundsätzlich schwierig zu behandeln. Es ist daher besonders gründlich abzuwägen, ob eine antibiotische Therapie überhaupt indiziert ist. Der alleinige Trägerstatus ist keine Indikation und lässt sich antibiotisch auch kaum beeinflussen.

Weist der VRE, wie es meist der Fall ist, gleichzeitig eine Ampicillinresistenz auf, so gilt Linezolid heute als Mittel der Wahl. Das etwas ältere Quinupristin-Dalfopristin bietet keinen Vorteil gegenüber Linezolid und wirkt nur gegen *E. faecium*, aber nicht gegen *E. faecalis*. Umgekehrt wirkt Daptomycin besser gegen *E. faecalis* und nur schwächer gegen *E. faecium*. Nach Antibiogramm kommen häufig auch Tetracycline und Tigecyclin in Betracht, seltener Erythromycin und Fluorchinolone. Cotrimoxazol sollte nicht bei Enterokokkeninfektionen eingesetzt werden, auch wenn es gelegentlich in vitro wirksam erscheint. Klare Empfehlungen zur Kombinationstherapie bei VRE-Infektionen gibt es nicht. Beschrieben wurden u.a. erfolgreiche Kombinationen von Daptomycin mit Tigecyclin (bei einer Endokarditis mit einem linezolidresistenten VRE).

Klinisch und epidemiologisch bedeutsam sind vor allem die VRE-Phänotypen VanA und VanB. Während VRE vom Typ VanA gegenüber Vancomycin und Teicoplanin resistent sind, zeigen sich VRE vom Typ VanB in vitro empfindlich gegenüber Teicoplanin. Während bis vor wenigen Jahren praktisch 100% der invasiven Isolate bei uns dem VanA-Typ zuzuordnen waren, zeigen sich inzwischen über 80% invasiver VRE in vitro empfindlich gegenüber Teicoplanin. Leider liegen keine klinischen Studien vor, die den therapeutischen Nutzen von Teicoplanin in diesen Fällen belegen. Vereinzelt gibt es Berichte über eine Resistenzentwicklung von VanB-Isolaten gegenüber Teicoplanin unter laufender Therapie. Zu überlegen ist jedoch eine Kombinationstherapie mit Linezolid bzw. ein Therapieversuch bei Vorliegen einer Linezolidresistenz bzw. –unverträglichkeit, dann nach Möglichkeit mit einem weiteren Kombinationspartner.

PRP

Penicillinresistente Pneumokokken (PRP) spielen bei uns nach wie vor eine untergeordnete Rolle. Gelegentlich bei uns vorkommende intermediär penicillinempfindliche Pneumokokken lassen sich gut mit höheren Penicillindosierungen oder mit einem 3. Gen. – Cephalosporin (Ceftriaxon oder Cefotaxim) behandeln. In den bei uns sehr seltenen Fällen von Pneumokokkeninfektionen mit ausgeprägter Penicillinresistenz sollte insbesondere bei Vorliegen einer Meningitis z.B. Ceftriaxon mit Vancomycin kombiniert werden. Für die Pneumonie durch PRP kommt auch Ceftarolin in Betracht. Vancomycinresistente Pneumokokken sind bislang nicht beschrieben worden.

ESBL

Extended-Spectrum-Betalaktamasen (ESBL) sind Enzyme, die eine Resistenz gegenüber den meisten Betalaktam-Antibiotika (Penicilline, Cephalosporine, Monobactame) vermitteln. Ausnahmen sind die Carbapeneme, die zugleich auch die Mittel erster Wahl sind. ESBL sind zumeist plasmidkodiert und neigen daher zur horizontalen Ausbreitung auch über Speziesbarrieren hinweg und stellen auch deswegen eine besondere krankenhaushygienische Herausforderung dar. Die meisten ESBL-Bildner weisen zudem auch Multiresistenzen gegenüber anderen Antibiotikaklassen auf. Wir finden sie vor allem bei *E. coli* und *Klebsiellen*, sie kommen aber auch bei vielen anderen gramnegativen Stäbchenbakterien vor.

Gerade bei *E. coli*, einem der wichtigsten und häufigsten Erreger, haben die ESBL-Bildner in den vergangenen fünf Jahren dramatisch zugenommen.

Die besten (erfolgreichsten) klinischen Daten gibt es zu Imipenem und Meropenem. Ertapenem zeigt ebenfalls eine gute in vitro-Aktivität, aber es gibt bislang nur wenige klinische Daten, und Resistenzentwicklung unter Therapie wurde beschrieben. ESBL-Enzyme sind in vitro typischerweise empfindlich gegenüber Betalaktamaseinhibitoren, klinisch wurden jedoch vielfach Therapieversager mit entsprechenden Kombinationen wie Piperacillin/Tazobactam beobachtet, weswegen wir diese Präparate im Antibiogramm stets auf resistent setzen. In einer Fall-Kontroll-Studie erwies sich der Gebrauch von Betalaktamaseinhibitoren allerdings als protektiv gegen die Entstehung von Infektionen und Kolonisationen durch ESBL-bildende Klebsiellen. Entsprechend Antibiogramm können prinzipiell auch andere Substanzen wie Fluorchinolone, Aminoglykoside oder Tigecyclin eingesetzt werden, hierzu gibt es jedoch kaum Daten. Ebenfalls gibt es keine Daten, die eine Kombinationstherapie stützen.

Multiresistente gramnegative Erreger (MRGN)

In den vergangenen Jahren war die Diskussion um multiresistente gramnegative Erreger sehr fokussiert auf die Extended-Spectrum-Betalaktamase (ESBL)-Bildner, d.h. der Resistenzmechanismus und z.T. auch der Genotyp standen im Vordergrund der Betrachtung und weniger der Phänotyp. Hier ist mit der KRINKO-Empfehlung ein grundsätzlicher Wandel eingetreten: Die Kommission für Krankenhaushygiene und Infektionsprävention (KRINKO) beim RKI hat im Oktober 2012 eine verbindliche Empfehlung zu Hygienemaßnahmen bei Infektionen mit multiresistenten gramnegativen Stäbchen (MRGN) veröffentlicht. Diese Empfehlung bezieht sich auf Vertreter der Familie der Enterobakterien (hierzu gehören die sehr wichtigen und häufig nachgewiesenen *E. coli* und Klebsiellen, aber auch *Proteus*, *Morganella*, *Citrobacter*, *Enterobacter*, *Serratia* und weitere Arten) sowie auf *Pseudomonas aeruginosa* und *Acinetobacter baumannii*. Andere gramnegative Erreger wie z.B. *Stenotrophomonas maltophilia* sind in dieser Empfehlung nicht berücksichtigt. Für die Klassifizierung der Multiresistenz werden dabei aufgrund ihrer Bedeutsamkeit für die Therapie schwerer Infektionen nur vier Antibiotikaklassen mit den folgenden Leitsubstanzen berücksichtigt: Piperacillin, Cefotaxim und/oder Ceftazidim, Imipenem und/oder Meropenem sowie Ciprofloxacin. Unterschieden wird zwischen **3MRGN** (Multiresistente gramnegative Stäbchen mit Resistenz gegen 3 der 4 Antibiotikagruppen) und **4MRGN** (Multiresistente gramnegative Stäbchen mit Resistenz gegen 4 der 4 Antibiotikagruppen). Je nach Risikobereich gelten für 3MRGN und 4MRGN unterschiedliche Hygienemaßnahmen.

> **Seit 01.05.2016 unterliegen alle Erstnachweise von 4MRGN-Isolaten außer von *P. aeruginosa* der Labormeldepflicht nach §7 IfSG!**

3MRGN

E. coli (3MRGN) oder z.B. *K. pneumoniae* (3MRGN) entsprechen den *E. coli* (ESBL) bzw. *K. pneumoniae* (ESBL) der alten Nomenklatur mit zusätzlicher Ciprofloxacinresistenz. Hier gelten die Carbapeneme als Mittel erster Wahl. Je nach Krankheitsbild und dem Antibiogramm entsprechend können aber auch Substanzen wie Cotrimoxazol, Tetracycline oder Aminoglykoside in Betracht kommen.

4MRGN

Für Vertreter der Enterobakterien gilt, dass bereits die alleinige Resistenz gegen Imipenem oder Meropenem für eine Klassifikation als 4MRGN ausreicht, selbst bei Chinolonempfindlichkeit. Dies geschieht, um einer möglichen Ausbreitung von Carbapenemase-bildenden Keimen vorzubeugen. Ausnahmen bilden hier lediglich Vertreter der Proteusgruppe sowie *Serratia*, bei denen eine alleinige Imipenemresistenz nicht berücksichtigt wird. Dementsprechend gibt es bei 4MRGN-Enterobakterien häufig noch einige Therapieoptionen wie Chinolone, Tigecyclin oder Aminoglykoside. Es kommen aber auch bereits panresistente Klebsiellenstämme vor, bei denen nicht einmal mehr Colistin wirksam ist!

Bei *P. aeruginosa* wird anders gewertet: Nur wenn Imipenem und Meropenem unwirksam sind sowie die Vertreter der anderen drei Klassen, erfolgt eine Klassifikation als 4MRGN, sonst entsprechend als 3MRGN. *P. aeruginosa* ist *per se* multiresistent und sollte bei echten Infektionen entsprechend Antibiogramm mit einer Zweierkombination behandelt werden, auch wenn die Studienlage hierzu sehr widersprüchlich ist. Die beste Wirksamkeit weisen bei uns Ceftazidim und Aminoglykoside auf. Bei entsprechend resistenten Isolaten kommt auch hier Colistin in Betracht (siehe *A. baumannii*). Als Kombinationspartner bei sehr resistenten Isolaten sollte auch Fosfomycin erwogen werden.

Mit Ceftolozan/Tazobactam ist 2017 ein neues Cephalosporin in Kombination mit dem bekannten Inhibitor Tazobactam auf den Markt gekommen, das insbesondere bei multiresistenten *P. aeruginosa*-Isolaten hilfreich sein kann.

Bei Infektionen durch *A. baumannii* gelten eigentlich die Carbapeneme als Mittel der Wahl. In den letzten Jahren haben wir jedoch auch bei uns größere Ausbrüche mit carbapenemresistenten Stämmen (jetzt also definitionsgemäß 4MRGN) beobachten müssen (soweit untersucht, gehörten sie alle einem einzigen Klon an!), die so multiresistent sind, dass z.T. nur noch eine Therapie mit Colistin möglich ist. Colistin ist bakterizid und zerstört die äußere Zellmembran der meisten gramnegativen Bakterien (außer *Burkholderia cepacia*, *Serratia marcescens*, *Moraxella catarrhalis*, *Proteus spp*, *Providencia spp*, und *Morganella morganii*). Colistinmethat-Natrium ist inzwischen auch in Deutschland parenteral verfügbar. Ob ggf. Kombinationen von Colistin mit Tigecyclin sinnvoll sein können, ist nicht geklärt.

Generell wird trotz vorliegender Carbapenemresistenz bei 4MRGN-Infektionen eine Kombinationstherapie von z.B. Colistin mit einem Carbapenem, zumeist Meropenem, empfohlen, vor allem dann, wenn die gemessene MHK 16 mg/L nicht überschreitet. Damit die Konzentration von Meropenem möglichst lange oberhalb einer solch erhöhten MHK liegen kann, werden zunehmend höhere Dosierungen und verlängerte Infusionszeiten empfohlen, also z.B. 3 x 2 g Meropenem über jeweils 3 Stunden.

Neuerdings steht in einigen Fällen mit der Kombination Ceftazidim/Avibactam eine wirksame Alternative zur Verfügung. Dieser neue Betalaktamase-Inhibitor ist u.a. in der Lage, auch einige Carbapenemasen zu inhibieren, darunter auch die derzeit bei uns am häufigsten nachgewiesene Carbapenemase vom Typ OXA-48. Isolate mit Metallobetalaktamasen (z.B. vom Typ NDM)werden allerdings nicht erfasst.

S. maltophilia fällt nicht unter die MRGN-Klassifikation und besitzt eine intrinsische Resistenz gegenüber Carbapenemen. Als Mittel der Wahl gilt Cotrimoxazol. Auch die Kombination von Cotrimoxazol mit Piperacillin/Tazobactam wird empfohlen. Bei Cotrimoxazolresistenz oder –unverträglichkeit kommen in erster Linie Ciprofloxacin oder Ceftazidim in Betracht, ohne dass es hierfür allerdings valide Daten gibt.

15 Verfügbare Antiinfektiva in den Kliniken der Asklepios Kliniken Hamburg GmbH (03/19)

Reserveantibiotika sind mit einem § gekennzeichnet. Diese können nur als Sonderanforderung (Freigabe durch Chef- oder Oberarzt) bestellt werden.

15.1 Antibiotika (24-h-Dosis = für Erwachsene)

Penicilline

Penicillin G und Oralpenicillin

	Spektrum	24-h-Dosis	NW, Bemerkungen
Penicillin G = Benzylpenicillin	*empfindlich:* Streptokokken, Pneumokken, Meningokokken, Corynebakterien. u.a. grampos. Stäbchen, Spirochäten, Anaerobier	*niedrige Dosis:* 3–4 x 1–2 Mega i.v. (z.B. Pneumonie) *hohe Dosis:* 3 x 10 Mega i.v. (z.B. Erysipel)	Anaphylaxie (1:10^4), Medikamentenfieber, Exantheme, hämolytische Anämie und Krämpfe (nur bei hohen Dosen und schneller i.v.-Inj.), Herxheimer-Reaktion,
Penicillin V		3 x 1,5 Mega p.o.	selten interstitielle Nephritis (nur bei i.v.-Gabe), Thrombopenie, Neutropenie; überlegen bei Strepto-, Pneumo- und Meningokokken
	nicht empfindlich: Bacteroides fragilis *Cave:* Vereinzelt penicillinresistente Gonokokken und (selten) Pneumokokken		

Staphylokokkenpenicilline (penicillinasefeste Penicilline)

	Spektrum	24-h-Dosis	NW, Bemerkungen
Flucloxacillin	Staphylokokken	3–6 x 1–2 g i.v. (max. 12 g) 3–4 x 1 g p.o.	Venenreizung bei i.v.-Gabe häufig. GIT-NW (Durchfall), drug-fever, Exanthem, Hb-Abfall, Leukopenie, Transaminasenanstieg, selten Hämaturie, pseudomembranöse Kolitis

Aminopenicilline

	Spektrum	24-h-Dosis	NW, Bemerkungen
Ampicillin	*empfindlich*: grampos. und gramneg. Bakterien, v.a. H. influenzae; Enterokokken, Listerien, teilweise auch E. coli, Proteus mirabilis, Salmonellen, Shigellen, Anaerobier (außer Bacteroides fragilis) *nicht empfindlich*: β-Laktamasebildner	3–4 x 500–1.500 mg i.v. (max. 20 g) Für p.o.-Therapie ist Amoxicillin besser geeignet.	GIT-NW (Übelkeit, Diarrhoe, pseudomembranöse Kolitis), allergische Reaktion, Exanthem, drug-fever, selten GOT ↑. *Bei Überdos.* Nephritis und hämolytische Anämie. *KI:* Infektiöse Mononukleose (Exanthem in 75–100%)
Amoxicillin	s. Ampicillin; aktiver gegen Salmonella Typhi, inaktiv bei Shigellen	3–4 x 1 g p.o.	s. Ampicillin; Amoxicillin wird 2–3-fach besser resorbiert als Ampicillin, deshalb weniger GIT-NW
Amoxicillin + Clavulansäure	s. Amoxicillin einschließlich β-Laktamasebildner, Anaerobier	3 x 875/125 mg p.o.	s. Ampicillin; häufig pos. Coombs-Test, GIT-NW und Leberenzyme ↑ (in 10%). KI: Infektiöse Mononukleose und lymphatische Leukämie. Bei lebensbedrohlichen Infektionen nicht als Monotherapie! *Cave:* Niereninsuff. (unterschiedliche Pharmakokinetik der Inhaltsstoffe)
Ampicillin + Sulbactam	s. Ampicillin einschließlich β-Laktamasebildner, Anaerobier	3 x 1,5–3,0 g i.v.	s. Ampicillin *KI:* Bei lebensbedrohlichen Infektionen keine Monotherapie!

Ureido-Penicilline (Breitspektrumpenicilline)

	Spektrum	24-h-Dosis	NW, Bemerkungen
Piperacillin + Tazobactam	s. Ampicillin, stärker gegen gramneg. Erreger, z.B. Entero- und Citrobacter; P. aeruginosa, Anaerobier. S. aureus, H. influenzae, E. coli, Bacteroides fragilis	3 x 4,5 g i.v.	allergische Reaktion (Exantheme, Urtikaria, drug-fever, selten Anaphylaxie, Eosinophilie). Passagere Neutropenie, Transaminasen ↑, Hypokaliämie, GIT-NW (Übelkeit, Diarrhoe, pseudomembranöse Kolitis) Leberwertanstieg, Blutgerinnungsstörungen

Cephalosporine

Cephalosporine der I. Generation (Basis-Cephalosporin)

	Spektrum	24-h-Dosis	NW, Bemerkungen
Cefazolin	*empfindlich*: grampos. und gramneg. Bakterien (bes. E. coli, Proteus mirabilis, Klebsiella), Anaerobier, gut wirksam bei oxacillin-sensitiven Staphylokokken Einsatz in periop. Prophylaxe möglich. *nicht empfindlich*: Enterokokken, Pseudomonas, Serratia, Proteus vulgaris, Enterob., Acinetobacter, H. influenzae, MRSA, Bacteroides fragilis	3 x 2 g i.v.	Exanthem, Thrombophlebitis, Fieber, Transaminasen ↑, passagere Leukopenie, Thrombozytopenie, GIT-NW, selten Anaphylaxie, pos. Coombstest, Nephrotoxizität → Krea-Kontrolle. Komb. mit Furosemid vermeiden!
Cefaclor	s. Cefazolin, zusätzlich mäßig wirksam gegen H. influenzae	3 x 0,5–1 g p.o.	s. Cefazolin, GIT-NW (26%), selten Arthritis

Cephalosporine der II. Generation (Gruppe 2)

	Spektrum	24-h-Dosis	NW, Bemerkungen
Cefuroxim	*empfindlich:* E. coli, Klebsiella, Proteus, H. influenzae (wirksamer als Cefazolin). Weitgehend β-Laktamase-stabil, *daher meist wirksam bei* Cefazolinresistenten Erregern *nicht empfindlich:* Enterokokken, Pseudomonas, Bacteroides fragilis, MRSA	3 x 1,5 g i.v.	s. Cefazolin *KI:* ZNS-Infektion
Cefuroxim-axetil	s. Cefuroxim	2 x 500 mg p.o.	s. Cefazolin, GIT-NW Die Wirksamkeit der oralen Cephalosporine der II. und III. Generation ist wegen der schlechten oralen Bioverfügbarkeit außer beim HWI sehr eingeschränkt.

Cephalosporine der III. Generation (Gruppe 3a): Breitspektrum-Cephalosporine;
Gruppe 3a = unzureichende Pseudomonaswirksamkeit

	Spektrum	24-h-Dosis	NW, Bemerkungen
Ceftriaxon	*empfindlich:* grampos. Erreger (weniger wirksam als Cefazolin und Cefuroxim), gramneg. Erreger, H. influenzae (wesentlich wirksamer als Cefazolin und Cefuroxim). *Cave:* Bei Enterobacter und Citrobacter häufig Resistenzentwicklung *nicht empfindlich:* Pseudomonas, Enterokokken, Bacteroides fragilis, oxacillinresistente Staphylokokken, Listerien Therapie der Wahl bei Meningitis	1 x 2 g i.v., i.m. (bis 2 x 2 g)	s. Cefazolin, „sludge" i.d. Galle; lange HWZ → Einmaldosierung, Loadingdose 1 x 4 g i.v.

Oral-Cephalosporine der III. Generation

	Spektrum	24-h-Dosis	NW, Bemerkungen
Cefpodoxim	s. Ceftriaxon; Staphylokokken meist resistent; Harnwegsinfekt durch Ampicillin- bzw. Cotrimoxazol-resistente gramnegative Erreger	2 x 100–200 mg p.o.	GIT-NW, allergische Reaktionen, BB-Veränderungen, Transaminasen ↑, Kopfschmerzen, Schwindel Die Wirksamkeit der oralen Cephalosporine der II. und III. Generation ist wegen der schlechten oralen Bioverfügbarkeit außer beim HWI sehr eingeschränkt.

Cephalosporine der III. Generation (Gruppe 3b)

	Spektrum	24-h-Dosis	NW, Bemerkungen
Ceftazidim	Breitspektrum-Ceph.; gramneg. Erreger, v.a. P. aeruginosa, Proteus und Serratia (sehr gute Wirksamkeit), *wenig aktiv gegen* Staphylokokken, Enterokokken, Bacteroides fragilis, schlecht wirksam gegen Pneumokokken!	3 x 2 g i.v., i.m.	s. Cefazolin. Initialtherapie bei unbekanntem Erreger, bei V.a. P. aeruginosa ggf. in Komb. mit Aminoglykosid. *Bei V.a. Anaerobier* Komb. mit Clindamycin *oder* Metronidazol *bei V.a. Staphylokokken* Komb. mit Flucloxacillin oder Glykopeptid
Ceftazidim+ Avibactam (Zavicefta®) §	gramnegative Erreger, v.a. Enterobakterien, P. aeruginosa	3 x 2,5 g i.v. über 120 min	positiver direkter Coombs-Test, Übelkeit und Diarrhö starke Wirkung gegen gramnegative Problemkeime
Ceftolozan+ Tazobactam (Zerbaxa®) §	gramnegative Erreger, v.a. Enterobakterien, P. aeruginosa	3 x 1,5 g i.v. über 60 min 3 x 3 g bei Pneumonie (off-lable)	Übelkeit, Kopfschmerzen, Obstipation, Diarrhö und Fieber starke Wirkung gegen gramnegative Problemkeime

Cephalosporine der IV. Generation (Gruppe 4)

	Spektrum	24-h-Dosis	NW, Bemerkungen
Cefepim §	s. Ceftazidim; Komb. mit Aminoglykosid sinnvoll	3 x 2 g i.v.	s. Cefazolin, in vitro hohe β-Laktamasestabilität, klinisch mit Ceftazidim vergleichbar

Carbapeneme

	Spektrum	24-h-Dosis	NW, Bemerkungen
Meropenem §	*empfindlich:* grampos. und gramneg. Erreger einschließlich Anaerobier (sehr gute Wirkung), ESBL *nicht empfindlich:* S. maltophilia und B. cepacia	3 x 1 g i.v. (max. 3 x 2 g i.v.)	BB-Veränderungen, allergische Reaktionen, GIT-NW, Transaminasen ↑, AP ↑, Krea ↑, Phlebitis. Monotherapie möglich *bei V.a. Pseudomonas* Kombination mit Aminoglykosid. nur Meropenem: Dosisabhängig Krämpfe, Verwirrtheit

Tetrazykline

	Spektrum	24-h-Dosis	NW, Bemerkungen
Doxycyclin	Breitbandantibiotikum *empfindlich:* viele grampos., gramneg. Erreger, Mykoplasmen, Chlamydien, Brucellen, Borrelien, Rickettsien, Leptospiren *nicht empfindlich:* Proteus, P. aeruginosa, Serratia. Hohe Resistenzraten bei Staphylokokken und Streptokokken	200 mg p.o., i.v., dann 1 x 100–200 mg	GIT-NW, Photosensibilisierung, allergische Reaktionen, irreversible Gelbfärbung der Zähne bei Kindern < 9 J., Hirndruck ↑, Harnstoff-N ↑ *bei Überdos:* hepatotoxisch. Bei Niereninsuff. einsetzbar. *Cave:* Nicht geeignet zur Monotherapie schwerer Infektionen vor Erregernachweis

Aminoglykoside

	Spektrum	24-h-Dosis	NW, Bemerkungen
Gentamicin	*empfindlich*: Enterobakterien, P. aeruginosa, Staphylokokken *nicht empfindlich*: Enterokokken, Streptokokken, Pneumokokken, S. maltophilia, Anaerobier	1 x 5–7 mg/kg KG i.v. als 30- bis 60-minütige Kurzinfusion	Komb. vorwiegend mit β-Laktam-Antibiotika, Gabe *nach* β-Lactam geringe therapeutische Breite *Drug Monitoring:* Talspiegel *Ziel:* Talspiegel < 1 mg/l bzw. < 10 mg/l (Amikacin) Ototoxizität (häufig irreversibel) und Nephrotox. (meist reversibel) v.a. bei: Talspiegel > 1 mg/l (G, T) *bzw.* > 10 mg/l (Amikacin) Ther. > 10 Tage: Gleichzeitig andere toxische Substanzen, wie Vancomycin, Furosemid, Amphotericin B vermeiden
Tobramycin §	s. Gentamicin, aktiver gegen P. aeruginosa, v.a. in Komb. mit Pseudomonas-Penicillinen und -Cephalosporinen	1 x 3–5 mg/kg KG i.v.	
Amikacin §	s. Gentamicin, häufig bei Gentamicinresistenz noch aktiv; Reserveantibiotikum	1 x 15 mg/kg KG i.v.	Allergische Reaktionen, neuromuskuläre Blockade

Makrolide

	Spektrum	24-h-Dosis	NW, Bemerkungen
Erythromycin	*empfindlich:* Streptokokken, Pneumokokken, oxacillinsensitive Staphylokokken, *nur mäßig.* Neisserien, Legionellen, Myko- und Ureaplasmen, Chlamydien, Bordetella pertussis, C. diphtheriae, Campylobacter, Borrelien, Treponema pallidum. Enterokokken und H. influenzae *nicht empfindlich:* Enterobakterien, Pseudomonas, S. aureus, Mycoplasma hominis	4 x 500 mg p.o., 3–4 x 500–1.000 mg i.v.	GIT-NW, Phlebitis; sehr selten Allergie, Leberschäden bei Erythromycin-Estolat (cholestatischer Ikterus)

	Spektrum	24-h-Dosis	NW, Bemerkungen
Clarithromycin	s. Erythromycin; zusätzlich Mykobakterien	2 x 250–500 mg p.o. (nüchtern), 2 x 500 mg i.v.	bessere Resorption als Erythromycin, geringere GIT-NW, verlängerte HWZ; in D 10–15% makrolid-resistente Pneumokokken
Roxithromycin	s. Erythromycin	2 x 150 mg p.o.	Durchfall, Übelkeit, Brechreiz, Erbrechen, Magenschmerzen

Chinolone[*]

	Spektrum	24-h-Dosis	NW, Bemerkungen
Ciprofloxacin	v.a. Erreger von Harnwegsinfekten inkl. Pseudomonas, aber Schwäche bei Enterokokken; auch multiresistente Erreger v.a. Enterobakterien, zusätzlich H. influenzae, Neisserien, Chlamydien, Mykoplasmen, Legionellen, Mykobakterien, wirksamstes Chinolon gegen P. aeruginosa, *in vitro schlecht wirksam gegen S. aureus*	2 x 500–750 mg p.o. 2–3 x 400 mg i.v.	GIT-NW, allergische Reaktionen, ZNS-Störungen: Schwindel, Harnwegsinfekte, Kopfschmerzen, Krämpfe, psychotische Reaktionen, selten Leukopenie ZNS-Störungen (in ~1%). *Reserveantibiotikum z.B. für komplizierte Harnwegsinfekte, Prostatitis, Infektionen durch multiresistente gramneg. Erreger. Cave:* Resistenzentwicklung! Theophyllinspiegel ↑
Moxifloxacin	Erreger von Atemwegsinfektionen, bei V.a. Pneumonie durch penicillinresistente Pneumokokken, Legionellen, Mykoplasmen, Chlamydien und Anaerobier (gegenüber Ciprofloxacin erweitertes Spektrum)	1 x 400 mg p.o. 1 x 400 mg i.v. über mind. 60 min.	QT-Zeit ↑, GIT-NW, psychotische Reaktionen, Theophyllinspiegel ↑, keine Dosisreduktion bei Niereninsuff.

---

[*]   Keine Anwendung in Schwangerschaft, Stillzeit und bei Kindern in der Wachstumsphase (Gefahr von Knorpelschäden).

Glyko- und Lipopeptide

	Spektrum	24-h-Dosis	NW, Bemerkungen
Vancomycin	*empfindlich*: alle grampos. Erreger einschließlich oxacillinresistente Staphylokokken, Enterococcus faecium, C. jeikeium, Clostridium difficile (Oraltherapie der pseudomembranösen Kolitis). *nicht empfindlich*: gramneg. Erreger	einmalige Initialdosis: 40–60 kg KG 1.500 mg 60–90 kg KG 2.000 mg > 90 kg KG 2.000 mg 2.500 mg (nur bei Endokarditis) Erhaltungsdosis: 2 x 15 mg/kg KG Bei pseudomembranöser Kolitis 4 x 125–250 mg p.o. für 10 Tage	Exanthem, Phlebitis, BB-Veränderungen, Nephro- und Ototoxizität Red-man-Syndrom (bei zu schneller Infusion) => 60 min *Drugmonitoring:* Talspiegel 15–20 mg/l, Bergspiegel 30–40 mg/l bei Perfusorgabe > 20 mg/l
Teicoplanin §	s. Vancomycin, weniger aktiv gegen S. haemolyticus, aktiver gegen Enterokokken	2 x 400 mg für 3 Tage i.v., dann 1 x 400 mg i.v.	s. Vancomycin, zusätzlich passager Transaminasen ↑ und AP ↑. Talspiegel 5–15 mg/l, Bergspiegel 30–60 mg/l
Daptomycin §	s. Vancomycin	1 x 4–6 (–10) mg/ kg KG	Exanthem, Pilzinfektionen, Kopfschmerzen, Leberenzymanstieg

Andere Antibiotika und Chemotherapeutika

	Spektrum	24-h-Dosis	NW, Bemerkungen
Colistin §	ausschließlich gramnegative Erreger: P. aeruginosa, E. coli, A. baumannii	Loadingdose 9–12 Mio IE 3 x 3 Mio IE i.v. 2 x 1 Mio IE inhalativ	*inhalativ:* Bronchospasmus *i.v.:* neuro- und nephrotoxisch, allergische Reaktionen
Clindamycin	Anaerobier, Pneumokokken, Streptokokken, oxacillin-sensitive Staphylokokken	4 x 300 mg bis 3 x 600 mg p.o. 3 x 600 mg i.v.	GIT-NW, v.a. Durchfall, selten pseudomembranöse Kolitis, hepatotoxische und allergische Reaktionen
Cotrimoxazol (Trimethoprim/ Sulfamethoxazol)	Sulfonamidkomb. *empfindlich:* gute Wirksamkeit bei Salmonellen, Shigellen, anderen Enterobakterien, S. maltophilia, B. cepacia, Listerien, Nokardien, Pneumocystis	2 x 960 mg i.v. 2 x 960 mg p.o. (pro Tabl. 160 mg TMP/800 mg SMZ) *Pneumocystispneumonie* 20/100 mg/kg KG in 4 Dosen	allergische Reaktionen (häufig Exanthem, selten Stevens-Johnson Sy.), GIT-NW, selten reversible KM-Depression. Krea ↑!

	Spektrum	24-h-Dosis	NW, Bemerkungen
Fosfomycin §	Staphylokokken und andere grampositive Kokken, H. influenzae, Enterobakterien	3 x 5 g i.v.	Exanthem, GIT-NW, Phlebitis, AP ↑, GOT ↑, GPT ↑, hoher Na^+-Gehalt
Fosfomy-cin-Trometa-mol	E. coli, K. pneumoniae, P. mirabilis	Einmalgabe 1 x 8 g p.o. (entspricht 3 g Fosfomycin)	Kopfschmerzen, Schwindel, Diarrhoe, Nausea, Asthenie. Vorsicht bei Zuckerunverträglichkeit
Linezolid §	Grampos. Erreger, inkl. MRSA, MRSE und VRE	2 x 600 mg p.o./i.v.	GIT-NW, Kopfschmerzen, BB-Veränderungen, Thrombopenie (→ ab 14 Tage Therapie wöchentlich BB!). max. 28 Tage. WW: MAO-Hemmer, serotoninhaltige Lebensmittel
Metronidazol	Anaerobier, Gardnerella, Helicobacter Entamoeba histolytica Giardia lamblia Trichomonas vaginalis	3 x 500 mg i.v. 3 x 400 mg p.o.	GIT-NW, periphere Neuropathie, Alkoholintoleranz
Nitrofuran-toin	E. coli Enterococcus faecalis S. saprophyticus	2 x 100 mg p.o.	cave: KI bei GFR< 50 ml/min GI-NW, allergische Hautreaktionen, Polyneuropathien, Lungenreaktionen
Rifampicin	Mykobakterien, Staphylokokken Streptokokken, H. influenzae, Meningokokken; Brucella, Chlamydien, Legionellen	Tuberkulose: 1 x 10 mg/kg KG i.v. 1 x 600 mg p.o. Staphylokokken: 2 x 600 mg p.o./i.v.	Transaminasen ↑, BB-Veränderungen, GIT-NW, selten allergische Reaktionen, ZNS-Störungen, viele WW. Häufig Resistenzentwicklung → nur in Komb.
Rifaximin	E. coli, Salmonella spp., Shigella spp., C. difficile	3 x 200 mg p.o. max. 2 x 400 mg p.o.	rötliche Verfärbung des Urins, Blähungen, Benommenheit. zur Prophylaxe hepatischer Encephalopathien: 2 x 550 mg
Sulfadiazin	Toxoplasmose (in Kombination mit Pyrimethamin)	50 mg/kg KG p.o. max 4,0 g in 4 Einzeldosen	Übelkeit, Erbrechen, Nierenschädigung, Blutbildveränderungen
Tigecyclin §	weites Spektrum an grampositiven und gramnegativen Erregern, inkl. MRSA, ESBL. nicht empfindlich: P. aeruginosa	2 x 50 (–100) mg i.v. initial: 1 x 100 (–200) mg i.v.	passagere Übelkeit und Erbrechen, Diarrhöen, verlängerte aPTT und PT

Anaerobes Spektrum von Antibiotika und Chemotherapeutika

Spektrum	Antibiotika, Chemotherapeutika
unwirksam gegen Anaerobier	Aminoglykoside, Chinolone (Ausnahmen: Moxifloxacin), Cotrimoxazol
wirksam gegen Anaerobier außer Bacteroides fragilis (z.B. Oropharynx)	Penicillin G und V, Aminopenicilline, Ureido-(Breitspek-trum-)Penicilline, Cephalosporine
wirksam gegen Anaerobier einschließlich Bacteroides fragilis (z.B. Abdomen)	Penicilline in Komb. mit β-Laktamasehemmern, Meropenem, Clindamycin, Metronidazol. Reserveantibioti-ka: Chloramphenicol; Fluorchinolon IV
wirksam gegen Clostridium difficile (pseudo-membranöse Kolitis)	Metronidazol, Vancomycin (Oraltherapie), Rifaximin, alternativ Fidaxomicin (extrem teuer)

15.2 Antimykotika

Azole

	Spektrum, Indikation	24-h-Dosis	NW, Bemerkungen
Clotrimazol	Candida, Dermatophyten, Schimmelpilze, dimorphe Pilze	meist lokale Anwendung	GIT-NW
Fluconazol	*empfindlich:* Candida spp. (außer C. glabrata und C. krusei), Cryptococcus (Prophylaxe) *nicht empfindlich:* Aspergillus	1 x 50–400 mg p.o. 1 x 100–800 mg i.v.	gut verträglich, zahlreiche *WW:* mit Med., die über CYP2C9 und CYP3A4 verstoffwechselt werden! *KI:* Astemizol
Itraconazol	Candida (oropharyngeal, ösophageal, systemisch), Aspergillus, Histoplasma, Cryptococcus, (Para-)Coccidioides	1–2 x 200 mg p.o.	GIT-NW, Allergie. *WW:* s. Fluconazol *Cave:* PPI und Säureblocker beeinträchtigen die Resorption!
Ketoconazol	Candida (außer C. krusei, C. glabrata), (Para-)Coccidioides, Histoplasma, Dermatophyten	meist lokale Anwendung	Übelkeit, Exanthem, Hepatitis (ggf. Leberwerte überwachen), Impotenz, Gynäkomastie (NNR-Insuff.). keine Liquorgängigkeit. *WW:* s. Fluconazol

	Spektrum, Indikation	24-h-Dosis	NW, Bemerkungen
Posaconazol	Aspergillus, Fusarium spp., Coccidioides, Candida (oropharyngeal)	am 1. Tag 2 x 300 mg p.o./i.v. dann 1 x 300 mg p.o./i.v.	Übelkeit, Erbrechen, Diarrhoe, Fieber *WW:* s. Fluconazol *KI:* z.B. Simvastatin!
Voriconazol	Fluconazol-resistente Candida, Cryptococcus, Fusarium spp., Aspergillose, Therapie der Wahl bei neutropenischem Fieber	am 1. Tag 2 x 6 mg/kg KG i.v., dann 2 x 4 mg/kg KG i.v. am 1. Tag 2 x 400 mg p.o. dann 2 x 200 mg p.o.	GIT-NW, Sehstörungen, Photophobie, 15% Transaminasen ↑, *WW:* s. Fluconazol *KI:* z.B. Carbamazepin, Sirolimus, Astemizol, Chinidin

Polyene

	Spektrum, Indikation	24-h-Dosis	NW, Bemerkungen
Amphotericin B	Candida albicans, Cryptococcus, Aspergillus, biphasische Pilze. Primärtherapie bei systemischen Mykosen	*lokale* Therapie, p.o., *initial* 0,1–0,25 mg/ kg KG, innerhalb von 2 Tagen Vollwirkdosis *normale Dosis:* 1 x 0,6–1 mg/kg KG, max. 1,5 mg/kg KG	GIT-NW, Fieber, Schüttelfrost, RR ↓. Vor Therapiebeginn Testdosis 2–5 mg i.v.! Schmerzen, meist reversibles Nierenversagen (für ausreichende NaCl-Zufuhr sorgen), Thrombophlebitis, Hypokaliämie, BB-Veränderungen. *Cave: WW:* Cumarine. *KI:* schwere Leber- oder Nierenfunktionsschäden
Liposomales Amphotericin B (Ambisome®)	s. Amphotericin B Bei Unverträglichkeit von konventionellem Amphotericin B	1 x 3 mg/kg KG evtl. initial 1 x 1 mg/kg KG	wesentlich weniger NW als konventionelles Amphotericin B, aber sehr teuer. *KI:* s. Amphotericin B

Echinocandine

	Spektrum, Indikation	24-h-Dosis	NW, Bemerkungen
Anidulafungin	Candida spp.	initial 200 mg i.v., dann 1 x 100 mg i.v.	Hautrötung. Leberfunktionsstörung, keine Anwendung bei neutropenischen Patienten
Caspofungin	*Empfindlich*: Amphotericin-/ azolresistente Candida und Aspergillus *nicht empfindlich*: Cryptococcus!	*initial* 70 mg i.v., dann 50 mg i.v. > 80 kg: 1 x 70 mg i.v.	besser verträglich als Amphotericin. *NW*: Fieber, lokale Venenreizung, Cephalgie, Transaminasen ↑. Keine Dosisreduktion bei Niereninsuff. *WW*: Ciclosporin

Andere Antimykotika

	Spektrum, Indikation	24-h-Dosis	NW, Bemerkungen
Flucytosin (5-Fluorocytosin, Ancotil®)	generalisierte Mykosen durch Candida, Cryptococcus und Aspergillus, Reserve-Antimykotikum	4 x 25–50 mg/kg KG i.v.	*GIT-NW*: Leuko-, Thrombopenie, Allergie, Transaminasen ↑. Hohe Resistenzrate, daher nur in Komb. mit Amphotericin B. *KI*: Gravidität, Niereninsuff.
Nystatin	Candida spp.	*lokal* 4 x 500.000– 1.000.000 IE p.o.	*GIT-NW*: Allergie

15.3 Virustatika (außer antiretrovirale Substanzen)

15.3.1 Therapie der Herpesviridae

	Spektrum, Indikation	24-h-Dosis	NW, Bemerkungen
Aciclovir	HSV1, HSV2, VZV, systemisch relativ gut verträglich	Salbe und Tropfen 5 x tägl. p.o.: 5 x 200–800 mg i.v.: 3 x 5–(10) mg/kg KG	Krea ↑, Leberenzyme ↑, Exanthem. Dosisreduktion bei Niereninsuff. Venenreizung (bei i.v.-Gabe). Kein Effekt bei postherpetischen Schmerzen
Brivudin (Zostex®)	Varicella-Zoster-Virus	1 x 125 mg p.o.	Übelkeit nicht zusammen mit MTX

15.3.2 Therapie des Zytomegalievirus (CMV)

	Spektrum, Indikation	24-h-Dosis	NW, Bemerkungen
Foscarnet	CMV-Infektionen, aciclovirresistente HSV-Infektion, ggf. EBV, VZV, HHV-6, HHV-8	2 x 90 mg/kg KG über 1 h i.v.	Nausea, Emesis → langsam infundieren, Ca2+ ↑, PO43-↑, Phlebitis, Fieber; ZNS-Symptome, nephrotoxisch → Kreatinin-Kontrollen. Volumen- und Natriumzufuhr!
Ganciclovir	CMV (bei Immunsuppression), z.B. Transplantation, AIDS	2 x 5 mg/kg KG i.v.	KM-Depression → BB-Kontrolle, GIT-NW, Leberenzyme ↑, ZNS-Störungen, teratogen
Valganciclovir	CMV (nur Retinits)	2 x 900 mg p.o. über 21 d *Erhaltungsther.* 1 x 900 mg	s. Ganciclovir, Diarrhoen häufiger

15.3.3 Andere Virustatika

	Spektrum, Indikation	24-h-Dosis	NW, Bemerkungen
Entecavir	Hepatitis-B-Virus	1 x 500 mg p.o.	Kopfschmerzen, GIT-NW, Somnolenz, Erschöpfung
Lamivudin	Hepatitis-B-Virus	1 x 100 mg p.o.	Leberenzymerhöhung, Resistenzentwicklung (10–32% nach 1 Jahr, bis 70% nach 4 Jahren)
Tenofovir	Hepatitis-B-Virus	1 x 245 mg p.o.	Magen-Darm-Beschwerden, Kopfschmerzen, ALT-Erhöhung

16 Empfehlungen zur *(Höchst-)*Dosierung bei Niereninsuffizienz, Hämodialyse und Hämofiltration

Diese Empfehlungen geben einen Anhaltspunkt. Jeder Fall muss durch den behandelnden Arzt individuell beurteilt werden. Die Daten beruhen u.a. auf dem Renal Drug Handbook, dem Sanford Guide to Antimicrobial Therapy und der „Wiener Liste". Hilfestellung liefert auch dosing.de.

Bei eingeschränkter Nierenfunktion sollte Folgendes beachtet werden:
- Stadium der Nierenfunktionseinschränkung feststellen (abhängig von der GFR – diese wird vom Labor zu jedem bestimmten Serumkreatinin berechnet)
- Akute oder chronische Niereninsuffizienz? Verlauf kontrollieren!
- nephrotoxische Wirkstoffe vermeiden
- **Initialdosis wie beim Nierengesunden**
- Erhaltungsdosis gemäß der Proportionalitätsregel nach Dettli entweder in
  - reduzierter Dosis oder mit
  - verlängertem Dosierungsintervall

Therapeutisches Drug Monitoring wird insbesondere empfohlen bei der Gabe von Gentamicin, Vancomycin, Tobramycin und Amikacin.

	Höchstdosis bei normaler Nierenfunktion	Niereninsuffizienz	Hämodialyse (HD) Gabe nach HD	Hämofiltration
Amikacin i.v.	1 x 15 mg/kg KG Ziel: Talspiegel 10 myg/ml	GFR 30–50 ml/min: 1 x 7,5 mg/kg KG GFR 10–30 ml/min: 1 x 4 mg/kg KG GFR < 10 ml/min: 1 x 4 mg/kg KG alle 2 Tage	1 x 4 mg/kg KG alle 2 d	1 x 7,5 mg/kg KG
Amoxicillin p.o.	3 x 1 g	GFR 10–50 ml/min: normale Dosis GFR < 10 ml/min: 2 x 500 mg	1 x 500–1.000 mg	Normale Dosierung
Amoxicillin/ Clavulansäure p.o.	3 x 875/ 125 mg	GFR < 30 ml/min: 2 x 875/125 mg	2 x 875/125 mg	
Amphotericin B liposomal	3–6 mg/kg/d	Normale Dosierung	Normale Dosierung	Normale Dosierung
Ampicillin i.v.	4 x 3 g	GFR 10–20 ml/min: 4 x 2 g GFR < 10 ml/min: 4 x 1 g	4 x 1 g	4 x 2 g
Ampicillin/ Sulbactam i.v.	3 x 3 g	GFR 10–30 ml/min: 2 x 3 g GFR < 10 ml/min: 1 x 3 g	1 x 3 g	Normale Dosierung
Caspofungin i.v.	initial 1 x 70 mg, dann 1 x 50–70 mg	Normale Dosierung	Normale Dosierung	Normale Dosierung
Cefazolin i.v.	3 x 2 g	GFR 10–50 ml/min: 2 x 2 g GFR < 10 ml/min: 1 x 2 g	2 x 1 g	2 x 1–2 g
Cefepim i.v.	3 x 2 g	GFR 30–50 ml/min: 2 x 2 g GFR 10–30 ml/min: 2 x 1 g GFR < 10 ml/min: 1 x 1 g	1 x 1 g	2 x 1 g
Cefpodoxim p.o.	2 x 200 mg	GFR 10–40 ml/min: 1 x 200 mg GFR < 10 ml/min: 1 x 100 mg	Startdosis 1 x 200 mg nur nach Dialyse 200 mg	1 x 200 mg

	Höchstdosis bei normaler Nierenfunktion	Niereninsuffizienz	Hämodialyse (HD) Gabe nach HD	Hämofiltration
Ceftazidim i.v.	3 x 2 g	GFR 30–50 ml/min: 2 x 2 g GFR 10–30 ml/min: 2 x 1 g GFR < 10 ml/min: 2 x 500 mg	1 x 1 g	2 x 2 g
Ceftriaxon i.v.	1 x 2 g	Normale Dosierung	Normale Dosierung	Normale Dosierung
Cefuroxim i.v.	3 x 1,5 g	GFR 10–20 ml/min: 2 x 1,5 g GFR < 10 ml/min: 1 x 1,5 g	1 x 1,5 g	1–2 x 1,5 g
Cefuroximaxetil p.o.	2 x 500 mg	Normale Dosierung	Normale Dosierung	Normale Dosierung
Ciprofloxacin p.o.	2 x 750 mg	GFR 30–50 ml/min: 2 x 500 mg GFR < 30 ml/min: 1 x 500 mg	1 x 500 mg	Normale Dosierung
Ciprofloxacin i.v.	3 x 400 mg	GFR 10–50 ml/min: 2 x 400 mg GFR < 10 ml/min: 1 x 400 mg	1 x 400 mg	Normale Dosierung
Clarithromycin p.o./i.v.	2 x 500 mg	GFR < 30 ml/min: 2 x 250 mg	2 x 250 mg	Normale Dosierung
Clindamycin p.o.	3 x 600 mg	Normale Dosierung	Normale Dosierung	Normale Dosierung
Clindamycin i.v.	3 x 600 mg	Normale Dosierung	Normale Dosierung	Normale Dosierung
Colistin i.v.	3 x 3 Mio IE loading dose 9 Mio IE	GFR 30–50 ml/min: 2 x 4 Mio IE GFR 15–30 ml/min: 2 x 3 Mio IE GFR < 15 ml/min: 2 x 2 Mio IE	2 x 1,5 Mio IE	bis zu 8 Mio IE alle 12h
Cotrimoxazol p.o./i.v.	2 x 960 mg	GFR 15–30 ml/min: 2 x 480 mg GFR < 15 ml/min: Anwendung vermeiden	2 x 480 mg	1 x 960 mg
Daptomycin i.v.	6 mg/kg/d	GFR < 30 ml/min: 4–6 mg/kg KG alle 48 h	alle 48h	4–6 mg/kg KG alle 48h

	Höchstdosis bei normaler Nierenfunktion	Niereninsuffizienz	Hämodialyse (HD) Gabe nach HD	Hämofiltration
Doxycyclin p.o./i.v.	1 x 100 mg	Normale Dosierung	Normale Dosierung	Normale Dosierung
Erythromycin i.v.	3 x 1 g	GFR < 30 ml/min: 2 x 1 g	2 x 1 g	2 x 1 g
Fidaxomicin p.o.	2 x 200 mg	Normale Dosierung	Normale Dosierung	Normale Dosierung
Flucloxacillin i.v.	6 x 2 g	10–50 ml/min: 3-4 x 2 g GFR < 10 ml/min: 4 x 1 g	2 x 1 g	3 x 2 g
Fosfomycin i.v.	3 x 5 g	GFR 30–50 ml/min: 3 x 3 g GFR 10–30 ml/min: 3 x 2 g GFR < 10 ml/min: 2 x 2 g	Startdosis 1 x 4 g nur nach Dialyse 2-4 g	2 x 5 g
Gentamicin i.v.	1 x 5-7 mg/kg KG Ziel: Talspiegel 1 µg/ml	GFR 30–70 ml/min: 1 x 3–5 mg/kg KG GFR 10–30 ml/min: 1 x 2–3 mg/kg KG GFR < 10 ml/min: 1 x 2 mg/kg KG alle 2 Tage	1 x 2 mg/kg KG alle 2 Tage	1 x 3–5 mg/kg KG
Linezolid p.o./i.v.	2 x 600 mg	Normale Dosierung	Normale Dosierung	Normale Dosierung
Meropenem i.v.	3 x 1 g 3 x 2 g (Meningitis)	GFR 30–50 ml/min: 2 x 1 g bzw. 2 x 2 g GFR 10–30 ml/min: 3 x 500 mg GFR < 10 ml/min: 2 x 500 mg	1 x 1.000 mg	2 x 1 g
Metronidazol p.o.	3 x 400 mg	Normale Dosierung	Normale Dosierung	Normale Dosierung
Metronidazol i.v.	3 x 500 mg	Normale Dosierung	Normale Dosierung	Normale Dosierung
Moxifloxacin p.o./i.v.	1 x 400 mg	Normale Dosierung	Normale Dosierung	Normale Dosierung

	Höchstdosis bei normaler Nierenfunktion	Niereninsuffizienz	Hämodialyse (HD) Gabe nach HD	Hämofiltration
Nitrofurantoin p.o.	3 x 100 mg	GFR < 50 ml/min: keine Anwendung, da im Urin keine ausreichenden Konzentrationen erreicht werden		
Penicillin V p.o.	4 x 1,5 Mega	Normale Dosierung	Normale Dosierung	Normale Dosierung
Penicillin G i.v.	3 x 10 Mega	GFR 10–50 ml/min: 3 x 5 Mega\n\nGFR < 10 ml/min: 2 x 5 Mega	2 x 5 Mega	3 x 5 Mega
Piperacillin / Tazobactam i.v.	3 x 4,5 g	GFR < 20 ml/min: 2 x 4,5 g	2 x 4,5 g	Normale Dosierung
Posaconazol p.o./i.v.	1 x 300 mg	Normale Dosierung	Normale Dosierung	Normale Dosierung
Rifampicin p.o./i.v.	2 x 450–600 mg inf. TEP, Endokarditis	Normale Dosierung	Normale Dosierung	Normale Dosierung
Rifaximin p.o.	2 x 400 mg	Normale Dosierung\n\ngeringe gastrointestinale Resorption		
Tigycyclin i.v.	2 x 50 mg	Normale Dosierung	Normale Dosierung	Normale Dosierung
Vancomycin i.v.	2 x 15 mg/kg KG	s. Kap. 16.1		
Voriconazol p.o./i.v.	initial 2 x 400 mg, dann 2 x 200 mg	Normale Dosierung	Normale Dosierung	Normale Dosierung

16.1 Therapiehinweise zu Vancomycin

Applikation	Indikation	Vorsicht!	Monitoring
parenteral	▪ Endokarditis ▪ Infektionen der Knochen und Gelenke ▪ Pneumonie ▪ Sepsis ▪ Weichteilinfektionen	**Keine Oralisierung** möglich!	▪ Talspiegelbestimmung am 2. Tag: Blutentnahme unmittelbar **vor** der nächsten Gabe, danach ggf. Dosis- oder Intervallanpassung ▪ Probenmaterial: Serum in **weißer** Monovette ▪ Spiegelbestimmung bei hämodynamisch stabilen Patienten 1x pro Woche, sonst täglich ▪ bei Therapiedauer > 7 Tage: Blutbild wegen Neutropenie-Risiko

Talspiegel[1,2]: 10–15 mg/l, bei schweren Infektionen bis 20 mg/l

Dosierung: Erwachsene und Kinder ab 12 Jahren

Startdosis[1,2]	Erhaltungsdosis bei normaler Nierenfunktion[1,2]	Dosisanpassung bei eingeschränkter Nierenfunktion
40–60 kg KG 1.500 mg 60–90 kg KG 2.000 mg > 90 kg KG 2.000 mg 2.500 mg (nur Endokarditis)	15–20 mg/kg alle 8–12 Stunden	Tagesdosis in 1–2 Gaben → siehe Tabelle

Kreatinin-Clearance bis [ml/min]	größer 90	90	80	70	60	50	40	30	20	10
Vancomycin-Folgedosis	100 %	90 %	80 %	70 %	60 %	50 %	40 %	30 %	20 %	10 %

[1] Rybak M, Lomaestro B, Rotschafer JC, et al: Therapeutic monitoring of vancomycin in adult patients: A consensus review of the American Society of Health-System Pharmacists, the Infectious Diseases Society of America, and the Society of Infectious Diseases Pharmacists. Am J Health Syst Pharm 2009; 66(1):82-98.
[2] Liu C, Bayer A, Cosgrove SE, et al: Clinical practice guidelines by the infectious diseases society of america for the treatment of methicillin-resistant Staphylococcus aureus infections in adults and children. Clin Infect Dis 2011; 52(3):e18-e55.

Unerwünschte Arzneimittelwirkungen bei parenteraler Applikation		Zu beachten bei Infusion!
Nephrotoxisch (reversibel nach Absetzen)	besonders bei hohen Vancomycin-Dosen Vorsicht bei Kombination mit Aminoglykosiden! Vorsicht bei eingeschränkter Nierenfunktion! → Spiegelbestimmung und Dosisanpassung	**Ausreichende Verdünnung** ■ mindestens 100 ml pro 0,5 g bzw. mindestens 200 ml pro 1 g **Patienten mit eingeschränkter Flüssigkeitsaufnahme** ■ 0,5 g/50 ml bzw. 1,0 g/100 ml
Ototoxisch (irreversibel)	besonders bei bestehender Schädigung des Gehörs Vorsicht bei Vancomycin-Spiegeln über 80mg/l → Spiegelbestimmung und Dosisanpassung	**Infusionsgeschwindigkeit** ■ nicht mehr als 10 mg/min ■ Einzeldosen von 600 mg über mindestens 60 Minuten!
„red-men-syndrom" = **Erythrodermie**	bei Infusionszeit < 60 Minuten, zusätzlich können Schmerzen und Thrombophlebitis auftreten	

Sonstige Indikation:		
Staphylokokken-Enterokolitis und Pseudomembranöse Enterokolitis durch C. difficile (2. Wahl)		
Orale Applikation!	**Dosierung:** 4 x 125 mg pro Tag (Pulver aus der Durchstechflasche kann zur Herstellung einer Lösung zum Einnehmen verwendet werden, zugelassen gemäß Fach- info: 500 mg in 30 ml Wasser)	Parenterale Applikation ist bei dieser Indikation unwirksam! Keine Spiegelbestimmung möglich!

17 Antiinfektiva in der Schwangerschaft (Positivliste)

Gute Informationen zur Verträglichkeit von Arzneimitteln in Schwangerschaft und Stillzeit bietet das Pharmakovigilanz- und Beratungszentrums für Embryonaltoxikologie der Charité – Universitätsmedizin Berlin auf der Webseite embryotox.de.

Arzneimittel	1.-12. SSW	13.-39. SSW	Um die Geburt	Stillperiode
Aciclovir	+	+	+	+
Aminoglykosidantibiotika	–	–	–	(+)
Amoxicillin + Clavulansäure	+	+	+	+
Amphotericin B (systemisch)	–	(–)	(–)	(+)
Ampicillin	+	+	+	+
Cephalosporine	(+)	+	+	+
Ciprofloxacin	(+)	(+)	(+)	(+)
Clarithromycin	(–)	(–)	(–)	(+)
Clindamycin	(+)	(+)	(+)	(–)
Clotrimazol	(+)	+	+	+
Cotrimoxazol	–	(+)	(+)	*
Daptomycin	(–)	(–)	(–)	–
Erythromycin	(+)	+	+	+

Arzneimittel	1.-12. SSW	13.-39. SSW	Um die Geburt	Stillperiode
Flucloxacillin	+	+	+	+
Fosfomycin	(+)	(+)	(+)	+
Nystatin	+	+	+	+
Meropenem	(+)	(+)	(+)	(+)
Metronidazol	(−)	(−)	(−)	(−)
Penicillin G + V	+	+	+	+
Piperacillin + Tazobactam	+	+	+	+
Rifampicin (bei Tbc)	+	+	+	+
Sulfonamide	−	(−)	−	*
Tetrazykline	(−)	−	−	(+)

+ ohne Bedenken indikationsgerecht zu verordnen
(+) bei strenger Indikationsstellung anzuwenden
(−) Verordnung nur im Ausnahmefall
− nicht empfohlen oder kontraindiziert (ggf. Stillpause)
* nicht in den ersten vier Wochen

18 Tagestherapiekosten Antibiotika/Antimykotika

Penicilline

Wirkstoff	Normdosen		TTK
Penicillin V	3 x 1,5 Mega	oral, fest	< 1 €
	3 x 1,5 Mega	oral, liquid	< 1 €
Penicillin G	4 x 1 Mega	i.v.	2–5 €
(Benzylpenicillin)	4 x 5 Mega	i.v.	5–10 €
	3 x 10 Mega	i.v.	10–20 €
Flucloxacillin	3 x 1 g	oral, fest	1–2 €
	6 x 2 g	i.v.	10–20 €
Amoxicillin	3 x 1 g	oral, fest	< 1 €
	3 x 1 g	oral, liquid	< 1 €
Ampicillin	3 x 0,5 g	i.v.	1–2 €
	3 x 1 g	i.v.	1–2 €
	3 x 2 g	i.v.	2–5 €
	3 x 5 g	i.v.	5–10 €
Amoxicillin +	2 x 875/125 mg	oral, fest	< 1 €
Clavulansäure	3 x 625 mg	oral, liquid	2–5 €
Ampicillin comp	3 x 1,5 g	i.v.	2–5 €
(Ampicillin + Sulbactam)	3 x 3,0 g	i.v.	2–5 €
Piperacillin + Tazobactam	3 x 4,5 g	i.v.	5–10 €

Cephalosporine

Handelsname	Normdosen		TTK
Cefaclor	3 x 500 mg	oral, fest	1–2 €
	3 x 500 mg	oral, liquid	1–2 €
Cefazolin	3 x 2 g	i.v.	2–5 €
Cefuroxim	2 x 500 mg	oral, fest	< 1 €
	2 x 500 mg	oral, liquid	1–2 €
	3 x 1,5 g	i.v.	2–5 €
Ceftriaxon	1 x 2 g	i.v.	< 1 €
Ceftazidim	3 x 2 g	i.v.	5–10 €
Cefpodoxim	2 x 100 mg	oral, fest	< 1 €
	2 x 200 mg	oral, fest	< 1 €
Cefepim	3 x 2 g	i.v.	20–50 €
Ceftolozan + Tazobactam	3 x 1,5 g	i.v.	300–350 €
Ceftazidim + Avibactam	3 x 2,5 g	i.v.	400–500 €

Carbapeneme

Handelsname	Normdosen		TTK
Meropenem	3 x 1 g	i.v.	10–20 €
	3 x 2 g	i.v.	20–50 €

Aminoglykoside

Handelsname	Normdosen		TTK
Gentamicin	320 mg	i.v.	< 1 €
Tobramycin	320 mg	i.v.	20–50 €
Amikacin	1.000 mg	i.v.	20–50 €

Makrolide

Handelsname	Normdosen		TTK
Clarithromycin	2 x 250 mg	oral, fest	< 1 €
	2 x 500 mg	oral, fest	< 1 €
	2 x 250 mg	oral, liquid	< 1 €
	2 x 500 mg	i.v.	2–5 €
Erythromycin	4 x 500 mg	oral, liquid	< 1 €
	3 x 1 g	i.v.	5–10 €

Chinolone

Handelsname	Normdosen		TTK
Ciprofloxacin	2 x 500 mg	oral, fest	< 1 €
	2 x 750 mg	oral, fest	< 1 €
	2 x 500 mg	oral, liquid	5–10 €
	2 x 400 mg	i.v.	2–5 €
Moxifloxacin	1 x 400 mg	oral, fest	< 1 €
	1 x 400 mg	i.v.	2–5 €

Glyco- u. Lipopeptide

Handelsname	Normdosen		TTK
Vancomycin	4 x 500 mg	i.v.	2–5 €
	2 x 1 g		2–5 €
Teicoplanin	1 x 400 mg	i.v.	50–75 €
Daptomycin	1 x 350 mg	i.v.	75–100 €
	1 x 500 mg	i.v.	100–150 €

Sonstige

Handelsname	Normdosen		TTK
Linezolid	2 x 600 mg	oral, fest	2–5 €
	2 x 600 mg	i.v.	5–10 €

Handelsname	Normdosen		TTK
Fosfomycin	3 x 5 g	i.v.	75–100 €
	1 x 3 g	oral	10–20 €
Tigecyclin	2 x 50 mg	i.v.	20–50 €
Cotrimoxazol	2 x 960 mg	oral, fest	< 1 €
	2 x 960 mg	oral, liquid	< 1 €
	2 x 960 mg	i.v.	1–2 €
Clindamycin	4 x 300 mg	oral, fest	< 1 €
	4 x 300 mg	oral, liquid	5–10 €
	3 x 600 mg	i.v.	2–5 €
Colistin	3 x 3 Mio I.E.	i.v.	50–75 €
Doxycyclin	1 x 100 mg	oral, fest	< 1 €
	1 x 100 mg	i.v.	< 1 €
Rifampicin	1 x 600 mg	oral, fest	2–5 €
	1 x 600 mg	i.v.	5–10 €
Metronidazol	2 x 400 mg	oral, fest	< 1 €
	3 x 500 mg	i.v.	1–2 €
Nitrofurantoin	2 x 50 mg	oral, fest	< 1 €
Fidaxomicin	2 x 200 mg	oral, fest	150–200 €
Rifaximin	2 x 400 mg	oral, fest	2–5 €

Antimykotika

Präparat		Dosis/Tag	TTK für 70 KG Patient
Amphotericin			
i.v.	Amphothericin B 50 mg TRS	0,6–1 mg/kg KG/d x 1	* 70–140 €
	Ambisome® 50 mg TRS (liposomal)	1–3 mg/kg KG x 1	** 200–500 €
Caspofungin			
i.v.	Caspofungin 50 mg TRS	50 mg x 1	20–50 €
	Caspofungin 70 mg TRS	70 mg initial	20–50 €
Anidulafungin			
i.v.	Anidulafungin 100 mg TRS	100 mg x 1	50–75 €
		200 mg *initial*	100–150 €

Präparat		Dosis/Tag	TTK für 70 KG Patient
Fluconazol			
i.v.	Fluconazol 400 mg	400 mg x 1	1–2 €
	Fluconazol 200 mg KPS	400 mg x 1	1–2 €
Itraconazol			
p.o.	Sempera® 10 mg/ml LIQUID 150 ml	2,5 mg/kg KG x 2	10–20 €
	Itraconazol 100 mg KPS	200 mg x 2	2–5 €
Voriconazol			
i.v.	Voriconazol 200 mg TRS	200 mg x 2	10–20 €
p.o.	Voriconazol 200 mg FTBL	200 mg x 2	2–5 €
Posaconazol			
i.v.	Noxafil® 300 mg INF	300 mg x 1	400–450 €
p.o.	Noxafil® 100 mg TBL	300 mg x 1	100–150 €

* für 70 kg Patienten: 42–70 mg/pro Tag, d.h. 1–2 x 50 mg AMP
** für 70 kg Patienten: max. 210 mg pro Tag, d.h. 5 x 50 mg AMP

Stand: Januar 2018
Hinweis: Für diese Tabelle wurden Preise der Krankenhausapotheke der Asklepios Kliniken Hamburg GmbH zugrundegelegt. Dosierungen sind übliche Erhaltungsdosen (lt. Fachinformation der Hersteller), alle Preise in Euro inkl. MwSt.

Sachwortverzeichnis

Notizen

Notizen